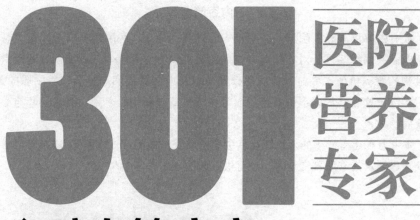

301 医院营养专家

心脑血管疾病饮食营养一本通

刘英华　张 永/主编

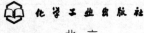

化学工业出版社

·北京·

内容简介

本书由解放军总医院第一医学中心营养科（原301医院营养科）和相关医院营养学专家共同编写。针对心脑血管疾病的特点，介绍营养学基础知识，涵盖常见类别食物的营养价值，心血管疾病基础知识以及心血管疾病与各类营养物质的关系，介绍了健康饮食常识，提供最新的血管保健方式与新型营养素，简述运动与心脑血管疾病的关系。

本书力求让有需求的人员都能从中有所收获，做到"一本通"。本书可供心脑血管疾病患者及其家属日常查阅，也可供临床医学工作者参考。

图书在版编目（CIP）数据

301医院营养专家：心脑血管疾病饮食营养一本通/刘英华，张永主编．—北京：化学工业出版社，2022.9（2024.11重印）
ISBN 978-7-122-41902-6

Ⅰ．①3… Ⅱ．①刘… ②张… Ⅲ．①心脏血管疾病–食物疗法 ②脑血管疾病–食物疗法 Ⅳ．①R540.5 ②R743.05

中国版本图书馆CIP数据核字（2022）第133984号

责任编辑：傅四周　　　　　　　　　　　装帧设计：史利平
责任校对：杜杏然

出版发行：化学工业出版社（北京市东城区青年湖南街13号　邮政编码100011）
印　　装：河北延风印务有限公司
710mm×1000mm　1/16　印张12　字数183千字　2024年11月北京第1版第5次印刷

购书咨询：010-64518888　　　　　　　　售后服务：010-64518899
网址：http://www.cip.com.cn
凡购买本书，如有缺损质量问题，本社销售中心负责调换。

定价：49.00元　　　　　　　　　　　　　　　　　　版权所有　违者必究

Editor's list

主编：刘英华　张永

编　　委（按姓名拼音排序）：

安宏莉　辽宁省朝阳市中心医院

陈丹阳　辽宁省鞍山市鞍钢集团公司总医院

陈　巧　解放军总医院第三医学中心

李丽雅　解放军总医院第一医学中心

梁　冰　解放军总医院海南医院

刘英华　解放军总医院第一医学中心

杨景兰　辽宁省盘锦辽油宝石花医院

于志盟　解放军总医院第一医学中心

张　静　北京航天飞行控制中心

张　碰　中国人民武装警察部队贵州省总队

张　英　辽宁省盘锦辽油宝石花医院

张　永　解放军总医院第一医学中心

PREFACE

随着社会老龄化和城市化进程加快，居民不健康生活方式流行，目前我国居民心脑血管疾病占城乡居民总死亡原因的首位，超过了恶性肿瘤，而且呈低龄化、在低收入群体中快速增长，带来的疾病负担日渐加重。2019年国务院印发了《国务院关于实施健康中国行动的意见》，并发布《健康中国行动（2019—2030年）》，明确表示将针对心脑血管疾病、癌症、慢性呼吸系统疾病、糖尿病四类重大慢性病实施防治行动，围绕重大疾病防治工作的突出问题进行重点干预，并为公众从自我健康管理、膳食、运动等生活方式方面给出指导建议。

心脑血管疾病是一系列涉及循环系统（心脏和血管）的疾病，常指由于高脂血症、血液黏稠、动脉粥样硬化、高血压等所导致的心脏、大脑及全身组织发生的缺血性或出血性疾病。心脑血管疾病是一种严重威胁人类，特别是50岁以上中老年人健康的常见病，具有高患病率、高致残率和高死亡率的特点，即使应用目前最先进、最完善的治疗手段，仍可有50%以上的脑血管意外幸存者生活不能完全自理。全世界每年死于心脑血管疾病的人数高达1500万人，居各种死因首位。心脑血管疾病的预防重于治疗，改变不健康的生活方式、合理营养膳食是降低其发病风险的重要措施。

中国健康与营养调查显示，近30年来居民总能量摄入呈下降趋势，但一些膳食特点明显不利于心脑血管疾病预防，如糖类供能比减少，脂肪供能比过高，膳食胆固醇的摄入量呈明显增加趋势。与1991年相比，我国居民2011年膳食胆固醇的摄入量增加了77%；水果、蔬菜的摄入量仍然较低；膳食钠的摄入量仍然很高，折合成食盐量为14.5g/d，高于我国推荐的摄入量（＜6g/d）一倍以上；膳食钾摄入量有增加趋势，但仍低于指南推荐的2g/d的水平，营养摄入不合理的特点依然突出。

本书主要针对心脑血管疾病的特点，介绍了基础的营养知识，涵盖了常见类别食物的营养价值，心脑血管疾病的基础知识以及心脑血管疾病与各类营养物质的关系，介绍了健康饮食常识，提供了最新的血管保健方式与新型营养素的作用，简述了运动与心脑血管疾病的相关问题，尽量涵盖心脑血管疾病涉及的营养学方面的内容，力求让有需求的人员都能从中有所收获，做到"一本通"。

解放军总医院第一医学中心营养科（原301医院营养科）日常承担医疗、保健、科研和教学工作，是中国健康管理协会临床营养与健康分会会长单位，同时也是中国营养学会临床营养分会副主任委员兼秘书长单位、中国老年医学学会营养与食品安全分会副会长单位，在全国临床营养领域享有良好的声誉和影响。中国健康管理协会组织解放军总医院第一医学中心营养科专家编写了《肾病饮食一本通》《消化病饮食一本通》《痛风饮食一本通》《心血管疾病饮食营养一本通》等系列丛书，旨在为各级医疗机构提高临床营养服务水平提供借鉴。本书编写期间得到了各级领导和专家的关心和帮助，特别是中国营养学会以及中国老年医学学会相关领导和专家给予了大力支持和专业指导，使本书更具权威性和专业性。但由于知识和信息更新和迭代速度快，疏漏之处在所难免，还请广大读者多提宝贵意见，编者将竭心尽力不断完善相关内容，为促进人群营养健康贡献绵薄之力。

刘英华

2022年3月

著名心血管专家健康箴言

中国心脏联盟主席**胡大一**教授指出：健康五大处方，营养处方是其不可或缺的重要组成部分。

著名健康管理专家，中国人民解放军总医院第二医学中心健康管理研究院主任**曾强**教授指出：需加强心血管病诊治上游研究，尤其关注生活方式干预，重视膳食营养保健！

中国医学科学院阜外医院冠心病中心主任**吴永健**教授指出：重视心血管患者自我营养管理，对促进其康复，防止经皮冠状动脉介入治疗（PCI）术后复发等具有非凡的意义。

Chapter

Chapter

c o n t e n t s

Chapter

Chapter

Chapter

Chapter

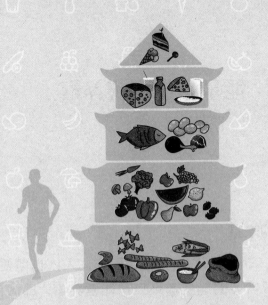

第一章

营养基础

俗话说"民以食为天"。人类为了生存，每天都要从外界摄取一定数量的各种食物以维持生命和体力活动，这个过程称为"营养"。食物中所含有的维持人体正常生长发育和新陈代谢所必需的物质则称为"营养素"，人体所需要的营养素包括七类，即蛋白质、脂肪、糖类（碳水化合物）、矿物质（常量及微量元素）、维生素、膳食纤维和水。

第一节
能量和产能营养素

一、能量

1. 人体能量的来源

飞机飞行、汽车行驶都需要能量，同样，人体也需要能量来维持生命活动。人体所需要的能量都来自产能营养素，即蛋白质、脂肪、糖类。

2. 能量的单位

我国营养学惯用的能量单位是千卡（kcal），国际通用单位是千焦（kJ）[焦（J）]，1kcal=4.184kJ=4184J。1g蛋白质产能4kcal，1g糖类产能4kcal，1g脂肪产能9kcal，可见在相同质量三大营养素中，脂肪产能是最高的。

3. 人体能量消耗的构成

人体能量的消耗主要包括三个方面，即基础代谢、体力活动和食物热效应。

二、蛋白质

1. 蛋白质的生理功能

蛋白质是组成人体的重要成分之一，是一切生命的物质基础，也是人体更新和修复的主要原料。人体内的众多生命活性物质如酶、抗体、激素等，其本质上均为蛋白质。蛋白质可以维持机体正常的新陈代谢和各类物质在体内的输送，并且可以调节体内各器官的生理功能。此外，蛋白质可为机体提供能量。

2. 蛋白质的食物来源

蛋白质的食物来源主要有两部分：一部分是动物性蛋白质，如肉、鱼、禽、蛋、奶及其制品，动物性食品一般蛋白质含量较高（如肉类含蛋白质10%～20%，鱼含15%～20%，蛋含13%～15%），且质量较好；另一部分是植物性蛋白质，如谷类、薯类、豆类、干果等，一般含量很低（如谷类为8%～12%，薯类2%～4%），且质量较差。干豆类蛋白质含量较高（20%～40%），干果类蛋白质含量也较高（15%～30%），而蔬菜、水果含量极少。

优质蛋白质包括畜肉、禽肉、鱼、蛋、奶及其制品，还有大豆及其制品。

三、脂肪

食物中的油脂主要是油和脂肪，一般把常温下是液体的称作油，常温下是固体的称作脂肪。

1. 脂肪的生理功能

脂肪是提供能量的重要食物成分。脂肪可提供能量，还提供机体自身不能合成、必须由食物供给而生理活动又不可缺少的多不饱和脂肪酸（称为必需脂肪酸），例如亚麻酸、亚油酸等。对于孕妇和胎儿来说这些必需脂

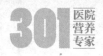

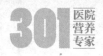

肪酸，包括来自鱼类（鱼油）的二十二碳六烯酸（DHA）、二十碳五烯酸（EPA）非常重要。

脂肪还是脂溶性维生素的载体，并促进它们在肠道的吸收。脂肪是热的不良导体，皮下脂肪起着隔热保暖作用，可以保护体热不过度消失，有助于维持体温。

此外，适量的脂肪可以改善食物的感官性状，增进食品的色、香、味，增进人的食欲。

2. 脂肪的食物来源

脂肪的食物来源分为可见的脂肪和不可见的脂肪。

可见的脂肪是指那些已经从动、植物中分离出来，能鉴别和计量的脂肪，如猪油、黄油、人造黄油、酥油、色拉油、花生油、豆油等烹调油。

不可见的脂肪是指没有从动、植物中分离出来的脂肪，如肉类、鸡蛋、奶酪、牛奶、坚果和谷物中的脂肪。我国居民主要的脂肪来源是肉类食品和烹调油。

四、糖类

糖类，即碳水化合物，是自然界广泛存在的一类物质，是食物的主要成分之一。糖类分单糖、双糖、低聚糖、多糖四类。

1. 糖类的生理功能

糖类可以供给能量，组织和细胞中都有糖类，其含量为2%～10%。食物中糖类不足时，机体会动用蛋白质来满足活动所需的能量，这将影响人体利用蛋白质进行组织更新。因此，完全不吃主食，只吃肉类是不可取的，因为肉类中含糖类很少，这样机体组织将用蛋白质产能，会加重机体的代谢负担。

葡萄糖是维持大脑正常功能的必需营养物质，当血糖浓度下降时，脑组织可因缺乏能量而使脑细胞功能受损，造成功能障碍，并出现头晕、心悸、出冷汗甚至昏迷。

2. 糖类的食物来源

谷类是糖类的主要来源。谷类食物中的糖类以淀粉的形式存在。我国以水稻和小麦为糖类的主要来源，其他如玉米、小米、高粱米也是糖类的来源之一。谷类中含糖类60% ~ 78%，薯类食品含糖类24%左右。

水果由于含水量较大，因此糖类的含量比谷类低。在新鲜水果中，糖类主要以单糖（葡萄糖、果糖）和蔗糖的形式存在。

干果则具有更高的含糖量，为50% ~ 90%。蔬菜可提供小部分糖类，蔬菜的可食部位有叶、茎、种子、果荚、花、果实以及块根、块茎等，除后两种含糖量较高外，前几种含糖量较低。

3. 特殊的糖类——膳食纤维

膳食纤维是指不能被人类消化酶水解的植物多糖，它们包括纤维素、半纤维素、树胶、果胶等。它既不能被胃肠道消化吸收，也不能产生能量。膳食纤维在天然食品成分中具有独特功能，能刺激消化道分泌消化液及消化道运动，利于食物的消化吸收及排便，并在肠道吸附胆汁酸，使血清胆固醇下降等。

膳食纤维存在于谷、薯、豆类及蔬菜、水果等植物性食品中。植物成熟度越高其膳食纤维含量也就越多，谷类加工越精细则所含膳食纤维就越少。

第二节

矿物质

蛋白质、脂肪、糖类的组成元素主要有碳、氢、氮、氧四种元素，将人体内除碳、氢、氮、氧以外的元素统称为矿物质，是无机盐与微量元素

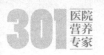

的总称。目前已知人体所需的必需矿物质包括钠、镁、磷、硫、氯、钾、钙7种常量元素和铁、锌、硒、铜、钼、钴、锰、碘、镍、锡、硅、钒、氟、铬14种微量元素。

一、钙

1. 钙的生理功能

钙形成和维持骨骼及牙齿的结构，维持神经和肌肉的活动，参与凝血过程，并且是多种酶的激活剂。钙还可降低毛细血管和细胞膜的通透性，防止渗出，控制炎症及水肿。孕期钙供给不足虽然对胎儿无明显的不良影响，但可使产后母体骨密度下降。

2. 钙的食物来源

奶及奶制品中钙含量丰富，摄入后吸收率高，是最好的食物来源。含钙丰富的食品有豆类和豆制品、虾皮、海带、芝麻酱、发菜、银耳等，绿色蔬菜、骨粉、牡蛎也是钙的较好来源。

二、铁

1. 铁的生理功能

铁是人体必需的重要微量元素，是构成血红蛋白、细胞色素和多种氧化酶的重要成分，作为氧的载体，保证组织内氧的正常输送。铁还影响机体的免疫功能，并且与某些酶的活性有密切关系。铁缺乏除易引起贫血外，还可引起运动能力降低、体温调节不全、智力障碍、免疫力下降等。此外，铁缺乏也影响血红蛋白的合成，并因此影响到能量代谢，对新生儿智力发育产生不可逆性影响。

2. 铁的食物来源

铁的食物来源以动物性食品为好，含量高且吸收率高。如动物肝脏、全血、瘦肉、鱼类都是铁的良好来源。有的食物（如海带、紫菜、黑木耳、芝麻酱、豆类、油菜、菠菜、雪里蕻等）也含有较高的铁，但是人体吸收利用比较困难。

三、碘

1. 碘的生理功能

健康的成人体内总共含有20 ~ 50mg的碘，其中70% ~ 80%存在于甲状腺。碘的主要作用在于参与甲状腺激素的合成，甲状腺激素对人体的作用非常广泛，在人体生长和发育中起着重要作用。碘对人类发育的每一个过程，胎儿、新生儿、儿童和成人都可产生影响。母亲碘缺乏可导致胎儿甲状腺功能低下，从而引起生长发育迟缓、认知能力降低等。

2. 碘的食物来源

海盐和海产品含碘丰富，是碘的良好来源。补碘的方法很多，如常吃海带、紫菜等海产品。但是最方便、经济安全、有效的办法是食用碘盐。碘盐是在普通的食盐中加入适量的碘化钾或碘酸钾而制成的。

四、锌

1. 锌的生理功能

锌是人类必需的微量元素。锌对于胎儿的生长发育很重要，孕妇缺锌可使胎儿中枢神经畸形、脑发育不全、智力低下，即使出生后补锌也无济于事；锌能促进食欲，锌缺乏对味觉系统有不良的影响，导致味觉迟钝；锌促进免疫器官的生长发育，增强免疫功能；锌还可促进组织修复再生，机体缺锌可影响蛋白质等物质的合成，从而导致组织再生受阻。

2. 锌的食物来源

锌的主要来源是动物性食品，海产品、瘦肉是锌的良好来源，牡蛎含锌量最高。此外，动物内脏、蛋黄、奶、豆类含锌量也比较丰富，粮食、蔬菜、水果中含锌量较少，且吸收率低。

五、硒

1. 硒的生理功能

硒在人体的新陈代谢中具有很重要的作用，是人体必需的微量元素。硒参与免疫功能的维持，促进人体的生长和繁殖，保护心血管和心肌的健康，硒可预防克山病的发生。

2. 硒的食物来源

食物含硒量受地球化学条件的影响。不同地区土壤和水中的含硒量相差较大，因而食物的含硒量也有很大差异。一般来讲，肝、肾、海产品及肉类为硒的良好来源。谷类含硒量随该地区土壤含硒量而异，蔬菜水果一般含硒量较低。

六、铬

1. 铬的生理功能

铬是人体必需的营养物质，是葡萄糖耐量因子的重要组成成分。铬可能对血清胆固醇的内环境稳定有作用，能促使胆固醇和脂肪酸的代谢，预防动脉粥样硬化。铬还可以促进蛋白质代谢和生长发育。

2. 铬的食物来源

一般来讲，肉类尤其动物肝脏和其他内脏是生物有效性高的铬的来源。啤酒酵母、未加工的谷类、麸糠、坚果类、乳酪、软体动物、海藻也含较多的铬；红糖、粗砂糖中铬的含量高于白糖。家禽、鱼类和精制的谷类食物含有很少的铬。

第三节

维生素

维生素是维持机体正常代谢和生理功能所必需的一类低分子有机化合物，可分为脂溶性维生素（包括维生素A、维生素D、维生素E和维生素K）和水溶性维生素（包括B族维生素和维生素C）两大类。

一、维生素A

1. 维生素A的生理功能

维生素A的主要生理作用与正常视觉有关。维生素A缺乏严重时可导致夜盲症。维生素A与上皮细胞的形成有关，维生素A不足可以影响上皮和黏膜的正常结构和功能。孕期维生素A缺乏可能导致胎儿死亡和畸形发生，但是孕早期大剂量摄入可致中毒。除大量食用哺乳类和鱼类肝脏外，一般由食物中摄入的维生素A量不会引起中毒。

2. 维生素A的食物来源

富含维生素A的食物主要有动物肝脏、鱼肝油、鱼卵、全奶、奶粉、奶油、蛋类等。在许多植物性食物中含有维生素A原——类胡萝卜素，它在人体内可以转化为维生素A。富含类胡萝卜素的食物有深绿色的蔬菜或红黄色的蔬菜和水果，如菠菜、韭菜、油菜、胡萝卜、小白菜、空心菜、香菜、荠菜、黄花菜、辣椒、莴苣、豌豆苗以及杏、柿子等。

二、维生素D

1. 维生素D的生理功能

维生素D与钙、磷代谢关系密切，其主要生理功能是促进小肠对钙、

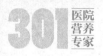

磷的吸收。孕期维生素D缺乏可导致母体和出生的子代钙代谢紊乱,包括新生儿低钙血症、手足搐搦、婴儿牙釉质发育不良以及母体骨质软化症。

2. 维生素D的食物来源

维生素D主要存在于鱼肝油和动物内脏中。动物性食品是天然维生素D的主要来源,如含脂肪高的海鱼和鱼卵、动物肝脏、蛋黄、奶油和奶酪中相对较多。人体可通过让皮肤暴露于阳光或紫外线来增加维生素D的合成。

三、维生素E

1. 维生素E的生理功能

维生素E是抗氧化剂,可保护细胞膜上的多不饱和脂肪酸免受自由基的攻击,维持细胞膜的完整性。

2. 维生素E的食物来源

维生素E广泛存在于动、植物性食品中,植物油中维生素E含量较多。另外,大豆、牛奶及奶制品和蛋黄中也含有维生素E。

四、维生素B_1

1. 维生素B_1的生理功能

维生素B_1参与体内氧化反应,提供所必需的辅酶;参与神经冲动的代谢活动。维生素B_1缺乏时,心肌的能量代谢不全,可引起心功能失调。维生素B_1是水溶性维生素,不能在体内贮存,孕期需要每天足量摄入,以保证母体和胎儿生长发育所需。孕期缺乏维生素B_1可能不出现明显的脚气病,但可能导致新生儿脚气病。

2. 维生素B_1的食物来源

维生素B_1的膳食来源主要为未精制的谷类食物。其中以酵母和谷物的外皮和胚中含量较高。坚果类以及动物性食品如牛肉，羊肉，猪肉，家禽肉，动物肝，肾、脑，蛋类等都含有维生素B_1。动物内脏中维生素B_1含量较高，在肉类中，猪肉中维生素B_1含量比较丰富。

五、维生素B_2

1. 维生素B_2的生理功能

维生素B_2在体内主要以辅酶形式参与氧化还原反应，与维生素B_6和烟酸的代谢也有密切关系。此外，维生素B_2参与维持体内还原型谷胱甘肽的水平，与体内的抗氧化防御体系功能密切相关；还参与体内生物氧化与能量生成，并作为亚甲基四氢叶酸还原酶的辅酶，参与同型半胱氨酸代谢，还可与细胞色素P450结合，参与药物代谢。维生素B_2有助于维持肠黏膜的结构与功能，影响铁的吸收和转运过程，有可能还参与视网膜暗适应过程。

2. 维生素B_2的食物来源

动物性食品是维生素B_2的主要来源，其中以肝、肾和心含量最高，其次为全奶、奶粉、奶油、蛋类。许多绿色蔬菜和豆类中也含有维生素B_2，但是谷类、根茎类和一般蔬菜、水果中含量较少。

六、叶酸

1. 叶酸的主要生理作用

叶酸与许多重要的生化过程密切相关，直接影响核酸的合成及氨基酸的代谢，对细胞分裂、繁殖和组织生长具有极其重要的作用。围孕期缺乏叶酸可能导致新生儿神经管畸形，补充叶酸可以使出生婴儿体重增加和低体重儿出生率减少，并且可以预防新生儿神经管畸形。所以叶酸的补充需从围孕期即计划怀孕或可能怀孕前开始。

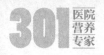

2. 叶酸的食物来源

叶酸是一种重要的B族维生素，广泛存在于各种动、植物性食品中，富含叶酸的食物有动物肝和肾、鸡蛋、豆类、酵母、绿叶蔬菜、水果及坚果类。

七、烟酸

1. 烟酸的生理功能

烟酸参与能量与氨基酸代谢，参与蛋白质的核糖基化过程，与DNA复制、修复和细胞分化有关。在维生素B_6、泛酸和生物素存在下，还参与脂肪酸、胆固醇及类固醇激素等的生物合成。非辅酶形式的烟酸胺还是葡萄糖耐量因子（GTF）的组分，促进胰岛素反应，增加葡萄糖的利用及促使葡萄糖转化成为脂肪，但游离烟酸无此作用。

2. 烟酸的食物来源

烟酸及其衍生物广泛存在于动、植物性食品中，尤其以动物内脏、奶及其制品以及蔬菜含有较多的烟酸；谷类中烟酸含量居中，含量视加工的程度而异。虽然玉米也是含烟酸较高的食物之一，但是其中的烟酸是结合形式，不能被人体吸收、利用。所以，用碱处理玉米，可将玉米中的烟酸释放出来，使之易被人体吸收。酵母也含有较多的烟酸。

八、维生素B_6

1. 维生素B_6的生理功能

维生素B_6参与氨基酸的代谢，参与糖原与脂肪酸的代谢，参与某些微量营养素的转化与吸收（如色氨酸转化形成烟酸），调节神经递质的合成和代谢，参与一碳单位和同型半胱氨酸代谢，还参与造血以及抗体生成等。

2. 维生素B$_6$的食物来源

维生素B$_6$的食物来源很广泛，动、植物性食物中均含有，但一般含量不高。动物性食物中含量最高的为白色肉类（如鸡肉和鱼肉），其次为肝、全谷、豆类和蛋黄等。水果和蔬菜中维生素B$_6$的含量也较多。

九、维生素B$_{12}$

1. 维生素B$_{12}$的生理功能

维生素B$_{12}$作为甲基转移酶的辅助因子参与甲硫氨酸、胸腺嘧啶的体内合成，从而促进蛋白质和核酸的生物合成。由于其参与了细胞的核酸代谢，为造血过程所必需，缺乏维生素B$_{12}$则引起巨幼红细胞贫血。维生素B$_{12}$与甲硫氨酸合成密切相关，缺乏会引起神经系统损害等。

2. 维生素B$_{12}$的食物来源

膳食中的维生素B$_{12}$主要来源于动物性食品，主要为肉类、动物内脏、鱼、禽、贝壳类及蛋类，乳及乳制品中含有少量维生素B$_{12}$。在植物性食品中没有或几乎没有维生素B$_{12}$。

十、维生素C

1. 维生素C的生理功能

维生素C又称抗坏血酸，参与体内氧化还原过程，参与胶原的形成和维持，促进铁的吸收和储存，参与胆固醇及酪氨酸、色氨酸的代谢。此外，维生素C还参与叶酸的代谢，对维生素A、维生素E、多不饱和脂肪酸有保护作用。

2. 维生素C的食物来源

维生素C主要存在于新鲜蔬菜、水果中，如辣椒、菠菜、西红柿、韭

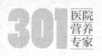

菜、柑橘、柚子、草莓、橘和橙等。野生的蔬菜和水果，如刺梨、沙棘、猕猴桃和酸枣等含维生素C尤其丰富。只要经常能食用足够的蔬菜和水果，并注意蔬菜的合理烹调方法，一般来说不会发生维生素C缺乏病。

第四节
谷类的营养价值

谷类主要包括小麦、大米、玉米、小米、高粱等，其中以大米和小麦为主，谷类食品在我国膳食中构成比为50%左右，占有重要地位。

一、蛋白质

谷类中蛋白质的含量一般在8% ~ 12%之间。谷类蛋白质含量虽然不算很高，但由于每日食入量大，故它也是蛋白质的重要来源。谷类蛋白质的氨基酸组成不平衡，其蛋白质营养价值低于动物性食物，其生物价仅为50% ~ 60%。为提高粮谷类蛋白质的营养价值，可以利用蛋白质的互补作用，与相应的食物蛋白质混合食用，以提高蛋白质的营养价值，如将主食与动物性食物或大豆混合食用，可以大大提高蛋白质的营养价值。

二、脂类

脂类在谷类中含量很少，只占总重量的1% ~ 2%。小麦、玉米胚芽含大量油脂，胚芽油为一种营养价值很高的食用油。

三、糖类

谷类的糖类主要形式为淀粉，含量可达70%以上，是人类最理想、最经济的能量来源。

四、矿物质

谷类含有丰富的磷，此外还含有钙、铁、锌、锰、镁、铜、钴等矿物质。矿物质与纤维素主要存在于谷皮和糊粉层，在加工过程中大部分丢失。

五、维生素

谷类主要含有B族维生素，特别是维生素B_1和烟酸，此外还含有维生素B_2、泛酸和吡哆醇等，碾磨越细，保留的维生素也越低。谷类不含维生素C、维生素D、维生素A，只有黄玉米和小米含有少量的类胡萝卜素。

第五节

豆类的营养价值

豆类包括大豆类和其他豆类。豆类含有丰富的蛋白质，一般含量在20% ~ 40%，其中大豆中蛋白质含量高达35% ~ 40%，且质量较好；大豆中脂肪含量也很高，而且含有丰富的多不饱和脂肪酸，是人体必需脂肪酸的良好来源。豆类还含有丰富的维生素E和B族维生素及钙、磷、铁等矿物质。

一、大豆的营养价值

大豆包括黄豆、青豆和黑豆，大豆的营养价值较其他豆类为高，其中最常见的是黄豆。

1. 蛋白质

大豆含蛋白质35% ~ 40%，是谷类的3 ~ 5倍，而且生物价较高，属于优质植物蛋白，是与谷类蛋白质互补的理想食物来源。此外，加工的大豆制品，其蛋白质消化率比整粒大豆本身还要高。

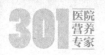
2. 脂肪

大豆平均含脂肪18%，其中84.7%为不饱和脂肪酸，饱和脂肪酸仅占15.3%，脂肪酸中55%为必需脂肪酸，此外，它还含有丰富的磷脂。

3. 糖类

大豆所含糖类约为34%，其中一半左右为淀粉、阿拉伯糖等，另一半是半纤维素物质，属于膳食纤维。

4. 矿物质和维生素

大豆含有丰富的钾、磷、铁、钙以及较多的维生素 B_1、维生素 B_2 和烟酸等B族维生素，其含量高于谷类，并含有一定量的胡萝卜素和维生素E。

二、其他豆类的营养价值

其他豆类主要有豌豆、赤小豆、绿豆、蚕豆等，它们的化学组成与大豆类有较大差别，营养价值比大豆要低。其蛋白质含量为20%～25%，糖类含量较高，为50%～60%，脂肪含量较低，只有0.5%～2%，此外还含有无机盐钙、磷、铁和B族维生素。

三、豆类的抗营养因素

值得注意的是，豆类中存在胰蛋白酶抑制物，影响豆类的消化吸收，但通过加热可使其破坏。此外，豆类还含有皂素、植物血凝素等有害因素，这些有害因素可以通过加热使其破坏。

第六节

畜禽肉和鱼类的营养价值

畜禽肉及鱼类，它们含有丰富的蛋白质，而且营养价值高，易于消化吸收。畜禽肉含有较多的脂肪，多为饱和脂肪酸；鱼类含有脂肪少，多数为不饱和脂肪酸，含有丰富的铁、磷及B族维生素，尤其是烟酸、维生素B_2，还含有维生素A和维生素D。

一、畜肉的营养价值

1. 蛋白质

畜肉含蛋白质10% ~ 20%，营养价值高，易于消化吸收，属优质蛋白质。

2. 脂肪

畜肉脂肪含量因动物品种、年龄、肥瘦程度、取样部位等不同而有较大差异，如猪肥肉脂肪含量达90%，猪里脊含脂肪只有7.9%，而猪前肘含脂肪31.5%，猪五花肉则含脂肪35.3%，再如牛五花肉含脂肪5.4%，而瘦牛肉脂肪含量仅有2.3%。此外，畜肉脂类以饱和脂肪酸为主，其主要成分是甘油三酯、少量卵磷脂、胆固醇和游离脂肪酸。胆固醇多存在于动物内脏中，如猪瘦肉胆固醇含量约为81mg/100g，肥肉则比瘦肉高2 ~ 3倍，内脏更高，约为瘦肉的4 ~ 5倍，如猪肝为288mg/100g。

3. 糖类

畜肉中糖类含量很少，以糖原形式存在于肌肉和肝脏之中。

4. 矿物质

畜肉富含磷、铁等矿物质，肝、肾含铁更高，而且吸收率高，是膳食铁的良好来源。

5. 维生素

畜肉含有丰富的B族维生素，肝脏富含维生素A和维生素D。

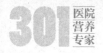

二、禽肉的营养价值

禽肉包括鸡、鸭、鹅、鸽、鹌鹑等的肌肉、内脏及制品。其营养价值与畜肉相似，不同之处在于其脂肪含量少，易于消化吸收。禽类蛋白质的含量约为20%，质地较畜肉细嫩，氨基酸组成接近人体需要，营养价值高，易于消化吸收，且含氮浸出物多，故禽肉炖汤的味道较畜肉鲜美。

三、鱼类的营养价值

鱼类含有丰富的蛋白质，含量约为15% ～ 22%，属于优质蛋白，营养价值高，消化吸收好。脂肪含量为1% ～ 10%，多是由多不饱和脂肪酸组成，易于消化吸收。海水鱼中富含多不饱和脂肪酸（如EPA和DHA）。鱼类富含磷、钙、碘等矿物质。鱼类是维生素B_2和烟酸的良好来源，鱼的肝脏含有丰富的维生素A、维生素D。此外，鱼类的胆固醇含量一般约为100mg/100g。

第七节
蛋类及奶类的营养价值

一、蛋类

各种禽类的蛋在营养成分上大致相同，用量较多的是鸡蛋。蛋类营养价值高，蛋中除缺乏维生素C之外几乎含有人体必需的所有营养素。

蛋类蛋白质为天然食物中最理想的蛋白质，蛋白质含量为13%左右，属于完全蛋白质。脂肪主要存在于蛋黄之中，蛋黄中30%为脂肪，易于消化吸收，并含有一定量的卵磷脂和胆固醇。每100g鸡蛋约含胆固醇600mg。矿物质含量丰富，蛋黄中含钙、磷、铁较多，并含有较多的维生素A、维生素D、维生素B_2和维生素B_1等。蛋中所含的钙不及牛奶多，而铁含量则比牛奶多。

二、奶及奶制品

奶类所含的营养素比较完全，营养价值很高又易于消化吸收。牛奶是人类最普遍食用的奶类。鲜牛奶一般含水分87%～89%，含蛋白质3%～4%，含脂肪3%～5%。奶所含的糖类全部为乳糖，含量约为4.5%。乳糖在肠道中能促进益生菌的繁殖、抑制肠腐败菌的生长。有些成年人因缺乏乳糖酶，乳糖不能分解而出现喝牛奶后腹泻、腹痛等症状，称为乳糖不耐症。奶类几乎含有婴儿所需全部矿物质，其中钙、磷、钾尤其丰富。奶中的钙是钙的良好来源，含钙量约为120mg/100mL。牛奶还含有维生素A、维生素D、维生素B_1、维生素B_2。

第八节
蔬菜和水果的营养价值

蔬菜、水果富含维生素C、维生素B_2、胡萝卜素及矿物质钙、铁、钠、钾、镁等。此外，蔬菜和水果还富含膳食纤维，而蛋白质、脂肪、糖类均含量很少。

一、蔬菜的主要营养成分

蔬菜一般含蛋白质很少，约为1%～3%，蔬菜中所含糖类包括淀粉、简单糖、纤维素和果胶。根茎类蔬菜含有较多的淀粉，如土豆、山药和藕等，含量为15%～20%，而一般的蔬菜淀粉含量为2%～3%，含简单糖较多的蔬菜有胡萝卜、西红柿和甜薯等。蔬菜是人类矿物质的重要来源，含钙、钠、钾、镁及微量元素锌、铜、铁等。在各种蔬菜中，以叶菜含矿物质较多，尤以绿叶蔬菜更为丰富。

在我国膳食中，蔬菜是供给钙的重要来源，许多绿叶蔬菜如油菜、盖菜、小白菜、芹菜、雪里蕻、芥菜等，不仅钙的含量高，利用率也较高。绿叶菜含铁也多，吸收和利用率均较高。蔬菜所含的矿物质，以钙、钠、

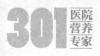

钾等居多。

新鲜蔬菜富含胡萝卜素、维生素 B_2 和维生素C。蔬菜的胡萝卜素含量与蔬菜的颜色相关，凡绿、红、橙、紫色的蔬菜都含有较多的胡萝卜素。此外，蔬菜中都含有丰富的膳食纤维，是人们膳食纤维的主要来源。

二、水果的主要营养成分

水果中富含维生素C及钙、钠、钾、镁等元素，且含有一定量的糖类，而蛋白质、脂肪含量甚微。

水果中的糖类主要是简单糖、淀粉、纤维素和果胶。苹果、梨等仁果类中以果糖为主，葡萄糖、蔗糖次之；桃子、杏等核果类以蔗糖为主，葡萄糖、果糖次之；葡萄、草莓、猕猴桃等浆果类主要含有葡萄糖和果糖；而柑橘类则以蔗糖为主。

三、蔬菜、水果中的其他营养成分

蔬菜、水果中含有一些酶类、杀菌物质和具有特殊功能的生理活性成分。大蒜中含有植物杀菌素和含硫化合物，具有抗菌消炎、降低血清胆固醇的作用；苹果、洋葱、甘蓝、西红柿等含有生物类黄酮，为天然抗氧化剂，能维持微血管的正常功能，保护维生素C、维生素A、维生素E等不被氧化破坏。

四、加工烹调对蔬菜、水果营养价值的影响

烹调对蔬菜维生素的影响与烹调过程中的洗涤方式、切碎程度、用水量、加热温度及时间等有关。先洗后切、随切随炒、急火快炒、现做现吃是保存蔬菜中维生素的有效措施。

热油快炒法是我国的传统烹制技术。这种炒法不仅可以保持蔬菜的原有色泽，使颜色明亮、味道鲜美，吃起来脆嫩可口，还可以使蔬菜中的维生素损失减少。

水果大都以生食为主，不受烹调加热的影响，但在加工成制品时，如果脯、干果、罐头食品等，维生素将有不同程度的损失。

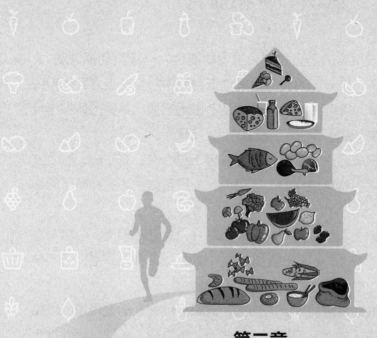

第二章

闹心的心脑血管疾病

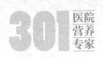

第一节

认识心脏和血管

心脏是身体中最重要的器官之一，主要功能是为血液流动提供动力，把血液运送至身体各个部分。人类的心脏位于胸腔中部偏左下方，体积约相当于一个拳头大小，质量约250g。女性的心脏通常要比男性的体积小且重量轻。人的心脏外形像桃子，位于横膈之上，两肺间而偏左。

心脏是由心肌构成的中空器官，有左心房、左心室、右心房、右心室四个腔，其中左心室内壁是最厚的，这四个腔分别是体循环、肺循环的必经之路。

左右心房之间和左右心室之间均由间隔隔开，故互不相通，心房与心室之间有瓣膜（房室瓣），这些瓣膜使血液只能由心房流入心室，而不能倒流。

心脏的作用是推动血液流动，向器官、组织提供充足的血流量，以供应氧和各种营养物质（如水、无机盐、葡萄糖、蛋白质、各种水溶性维生素等），并带走代谢的终产物（如二氧化碳、尿素和尿酸等），使细胞维持正常的代谢和功能。体内各种内分泌的激素和一些其他体液因素，也要通过血液循环将它们运送到靶细胞，实现机体的体液调节，维持机体内环境的相对恒定。此外，血液防御功能的实现，以及体温相对恒定的调节，也都要依赖血液在血管内不断地循环流动，而血液的循环是由于心脏"泵"的作用实现的。心脏的作用是巨大的，例如一个人在安静状态下，心脏每分钟约跳70次，每次泵血70mL，则每分钟约泵5L血，如此推算一个人的心脏一生泵血所做的功，大约相当于将30000kg重的物体向上举到喜马拉雅山顶峰所做的功。组成心脏的心肌有节律地收缩和舒张形成心脏的搏动。心肌收缩时，推动血液进入动脉，流向全身；心肌舒张时，血液由静脉流回心脏。所以，心脏的搏动推动着血液的流动，是血液运输的动力器官。

而心脏作为一个泵血的肌性动力器官，本身也需要足够的营养和能量。

供给心脏营养的血管系统，就是冠状动脉。

冠状动脉是供给心脏血液的动脉，起于主动脉根部，分左右两支，行于心脏表面。我们的心脏就如同抽水机，抽水机是把水由低的地方送到高的地方，抽水机工作需要的能量——电能等被注入抽水机中，它才能不断地工作。心脏也是如此，心脏需要能量供给才能正常工作，冠状动脉恰好承担了这样的角色，为心脏提供血液和能量。心脏的形状如一倒置的、前后略扁的圆锥体，其表面几乎环绕心脏一周的冠状动脉恰似一顶王冠，这就是其名称由来。

通常所说的冠状动脉是指分布在心外膜下和心肌壁内、外并将血液转运到毛细血管床部分的血管。可将其分为两组：其一为分布在心外膜下和心肌壁外的部分；其二为分布在心肌壁内的部分。前者血管较粗大，冠状动脉造影可充分显现，而后者血管细小，分布密集，冠状动脉造影只能显现直径0.5mm以上的血管而其他血管则不能显现。人类正常冠状动脉主要有两大支，即左冠状动脉和右冠状动脉，其余血管均由这两支血管发出，分布于心脏表面及心肌中。

第二节

心脑血管疾病家族谱

一、动脉硬化

1. 定义和分类

动脉硬化是动脉的一种非炎症性病变，可使动脉管壁增厚、变硬，失去弹性，管腔变得狭小。

动脉硬化有三种主要类型：①细小动脉硬化；②动脉中层硬化；③动脉粥样硬化。其中，动脉粥样硬化最为常见，一般所说的动脉硬化常指动脉粥样硬化。

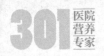

2. 动脉粥样硬化的病因

动脉粥样硬化的病因中最重要的是高血压、高脂血症、糖尿病三大危险因素。高血压：高压血流长期冲击动脉壁引起动脉内膜机械性损伤，造成血脂易在动脉壁沉积，形成脂肪斑块并造成动脉硬化、狭窄。血压不控制，心肌梗死发生率约提高 2～3 倍，脑卒中则约提高 4 倍。高脂血症：血中脂肪量过高较易沉积在血管内壁形成斑块，造成动脉硬化、狭窄。糖尿病：糖尿病患者的脂肪代谢会出现问题，血液中运送脂肪的蛋白质（即脂蛋白）会产生变性，在运送过程中脂肪容易沉积在血管内壁形成脂肪斑块。

3. 动脉粥样硬化的临床症状

动脉粥样硬化的临床表现主要取决于血管病变及受累器官的缺血程度。对于早期动脉粥样硬化，大多数患者几乎没有任何临床症状。对于中期动脉粥样硬化，大多数患者都或多或少有心悸、心慌、胸痛、胸闷、头痛、头晕、四肢凉麻、四肢酸懒、跛行、视力降低、记忆力下降、失眠、多梦等临床症状，不同的患者会有不同的症状。

4. 动脉粥样硬化的危害

若冠状动脉管径狭窄达 75％以上，则可发生心绞痛、心肌梗死、心律失常，甚至猝死；脑动脉粥样硬化，可引起脑缺血（包括暂时性缺血性发作）、脑萎缩，或造成脑血管破裂出血；肾动脉粥样硬化，常引起夜尿多、顽固性高血压，严重者可有肾功能不全；肠系膜动脉粥样硬化，可表现为饱餐后腹痛、便血等症状；下肢动脉粥样硬化，早期症状主要表现为间歇性跛行，休息时也发生疼痛则是下肢严重缺血的表现，常伴有肢端麻木、足背动脉搏动消失等，晚期还可发生肢端溃疡和坏疽。

二、脑梗死

1. 定义和分类

脑梗死是指由于各种原因导致的脑血管堵塞，致使脑血管功能障碍，引起相关症状的疾病。它是一种危害人民健康、威胁生命、影响劳动力的常见病和多发病。

常见的脑梗死类型包括血栓性脑梗死、栓塞性脑梗死、腔隙性脑梗死和多发性脑梗死，通常表现为猝然昏倒、不省人事，常见口眼歪斜、语言不利、偏瘫等症。

2. 血栓性脑梗死

血栓性脑梗死（脑血栓）多由动脉粥样硬化、各种动脉炎、外伤及其他物理因素、血液病引起脑血管局部病变形成的血凝块堵塞而发病。根据脑内血栓形成的部位不同，症状亦不同。临床上以颈内动脉、大脑前动脉及大脑中动脉的分支所形成的血栓较常见，患者表现为中枢性偏瘫、面瘫及对侧肢体感觉减退，大多数患者神志清楚，头痛、呕吐者较少见；大脑前动脉或大脑中枢主干阻塞形成大面积脑梗死时，病情较重，常伴有意识障碍和颅内压增高的症状；椎-基底动脉系统血栓形成，则多见眩晕、恶心、呕吐、复视、交叉性运动及感觉障碍、构音障碍、吞咽困难、饮水呛咳等症状。

3. 栓塞性脑梗死

栓塞性脑梗死（脑栓塞）的原发病不在脑内，而是身体其他部分（多为心脏与四肢血管）形成的"栓子"进入血管后，流入脑动脉血管，堵塞了管腔，从而发生脑栓塞，使脑组织局部发生缺血、软化，引起与脑血栓形成的相同后果。"栓子"可以是血凝块、脂肪、空气、心脏瓣膜上的赘生物等。脑血栓与脑栓塞的鉴别见表2-1。

4. 腔隙性脑梗死

腔隙性脑梗死是脑卒中的新成员，在计算机断层扫描（CT）问世之前很难确诊，其主要特点是病变多而小。其病理基础是在高血压和动脉粥样硬化的基础上，脑深部的微小动脉发生闭塞，引起脑组织发生缺血性病变。腔隙性脑梗死的临床表现为单纯运动障碍、感觉障碍、感觉运动型腔隙综合征或共济失调性轻偏瘫。腔隙性脑梗死常伴发糖尿病。

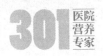

表2-1　脑血栓与脑栓塞的鉴别

项目	脑血栓	脑栓塞
病因	脑血管自身的狭窄或闭塞，导致脑组织缺血、软化、坏死而产生偏瘫、失语、感觉障碍等	由于脑血管被血流中所带来的固体、气体、液体等"栓子"阻塞而引起，发病在脑内，病根在脑外
状态	常在安静和睡眠状态下发病，醒后不能活动或失语	发病前常有剧烈运动和情绪激动病史，突然发病
病史	多有高血压、动脉粥样硬化、短暂性脑缺血发作、糖尿病	主要见于心脏病、术后、外伤等
症状	以半身不遂和语言不利为主要症状，或头痛、呕吐等	常有头痛、呕吐、意识障碍、失语、偏瘫等

5. 多发性脑梗死

多发性脑梗死是指脑内有多个缺血性软化梗死灶，又称为多发性脑软化。患者除出现常见的瘫痪、感觉与语言障碍外，还可能出现痴呆。医生们就将这种痴呆称为多发梗死性痴呆（即动脉硬化性痴呆）。多发性脑梗死好发于50～60岁的男性，高血压以及动脉粥样硬化是主要病因。本病的病灶越多，痴呆的发生率越高。

三、脑出血

脑出血指脑实质血管破裂出血，不包括外伤性脑出血，多由高血压、脑动脉粥样硬化、肿瘤等引起。脑出血临床分两类：全脑症状，多由脑出血、水肿和颅内压升高所致，表现为头痛、呕吐、嗜睡、昏迷等；局灶症状，为血破入脑实质所致的定位症状，如中枢性偏瘫、面瘫、失语及偏身感觉障碍等。脑出血和脑梗死的鉴别如表2-2所示。

表2-2　脑出血和脑梗死的鉴别

项目	脑出血	脑梗死
病史	多有高血压和脑动脉粥样硬化病史	多有短暂性脑缺血发作或心脏病史
发病状态	多在情绪激动或用力的情况下发病	多在安静休息时发病
发病及进展	发病急，进展快，常在数小时内达高峰，发病前多无先兆	常在1～2天后逐渐加重，发病前常有短暂性脑缺血发作病史
临床症状	常有头痛、呕吐、颈项强直等颅内压增高的症状，血压亦高，意识障碍	血压多较正常，亦无头痛、呕吐等症状，神志清醒

续表

项目	脑出血	脑梗死
腰穿脑脊液	压力高，多为血性	压力不高，清晰无血
其他	中枢性呼吸障碍多见，瞳孔常不对称，或双瞳孔缩小，眼球同向偏视、浮动	中枢性呼吸障碍少见，瞳孔两侧对称，眼球少见偏视、浮动

四、冠心病

冠心病是一种由冠状动脉器质性（动脉粥样硬化或动力性血管痉挛）狭窄或阻塞引起的心肌缺血、缺氧（心绞痛）或心肌坏死（心肌梗死）的心脏病，亦称缺血性心脏病。冠心病已成为威胁人类健康最严重的疾病之一，是美国和某些工业化国家的主要死因。冠心病已成为全世界的公害，美国人称冠心病为"时代的瘟疫"。

冠心病的临床症状：胸腔中央发生一种压榨性的疼痛，并可迁延至颈、颌、手臂及胃部，其他可能症状有眩晕、气促、出汗、寒战、恶心及昏厥。多在活动时出现胸痛、胸闷，休息或含化硝酸甘油可缓解，多持续几分钟至十几分钟。

五、心绞痛

心绞痛是冠状动脉供血不足，心肌急剧的、暂时缺血与缺氧所引起的临床综合征。其特点为阵发性的前胸压榨性疼痛感觉，多伴有闷胀感。疼痛持续时间为1～5分钟，偶尔可持续15分钟之久。疼痛主要位于胸骨后部，可放射至肩、左上肢，直达小指与无名指。严重者可发生于休息时及夜间，多见于体力劳动或情绪激动时，受寒或饱餐后。

注意事项：不能进行体力活动（譬如爬山或者爬楼梯），否则心脏负荷就会加重，从而需要更多的氧气供应。心绞痛患者有可能突然发生恶性心律失常，严重的会致命，需要随身带药。

六、心肌缺血

心肌缺血，是指心脏的血液灌注减少，导致心脏的供氧减少，心肌能量代谢不正常，不能支持心脏正常工作的一种病理状态。心脏的供血不是一成不变的，而是始终存在着波动，但这种波动经过机体自身调节，促使血液供需相对恒定，保证心脏正常工作。如果任何一种原因引起心肌缺血，经机体调节不能满足心脏工作需要，这就构成了真正意义上的心肌缺血。临床显示，引起心肌缺血最主要、最常见的病因，是冠状动脉狭窄。而冠状动脉狭窄的主要原因是动脉粥样硬化。因冠状动脉粥样硬化引起的心脏病就是大家常说的冠心病。所以，冠心病是心肌缺血的"罪魁祸首"。

主要危害：心肌一旦缺血，立刻会引起缺氧。缺氧的直接后果是心肌细胞有氧代谢减弱，产能减小，使心脏活动时必需的能量供应不足，引起心绞痛、心律失常、心功能下降。同时，代谢的废物也不能被有效及时地清除，易产生不利影响。缺血、缺氧、缺能量，最终会影响心脏的收缩功能。若有20%~25%的心肌停止收缩，通常会出现左室功能衰竭；若有40%以上的心肌不能收缩，就会有重度心泵功能衰竭。如果这种情况突然发生，就会出现非常危险的心源性休克，甚至急性心肌梗死。

七、心肌梗死

心肌梗死是心肌的缺血性坏死，是在冠状动脉病变的基础上，发生冠状动脉血供急剧减少或中断，使相应的心肌严重而持久地急性缺血所致。临床表现有持久的胸骨后剧烈疼痛、发热、白细胞计数和血清心肌酶增高以及心电图进行性改变；可发生心律失常、休克或心力衰竭，属冠心病的严重类型。

八、心脏增大、心力衰竭和心律失常

1. 心脏增大

患者有心绞痛或心肌梗死的病史，常伴有高血压，心脏逐渐增大，以左心室增大为主，可先肥厚，再扩大，后期则两侧心脏均扩大。部分患者可无明显的心绞痛或心肌梗死史。

2. 心力衰竭

心力衰竭是指各种原因导致心脏泵血功能受损，心排血量不能满足全身组织基本代谢需要的综合征，多逐渐发生，大多先呈左心衰竭，然后继以右心衰竭，出现相应的症状。

3. 心律失常

心律失常是指心脏电传导系统异常所引起的心跳不规则、过快或过慢等症状的总称，常见的有：早搏，即心跳过早搏动，是心肌炎最常见的临床症状之一，表现为心悸、心跳停顿感等，可胸闷、胸痛等，分为房性早搏与室性早搏；心房颤动，简称房颤，是指心房内产生每分钟达350 ~ 600次不规则的冲动，而正常人的心跳频率是每分钟60 ~ 100次，心脏乱跳极不规则，心跳声音的强弱极不一致，而且脉搏数往往比心率少，患者常有心悸、头晕、胸闷乏力气急等症状，有些患者有风湿性心脏病、冠心病和高血压病等病史。

第三节

血管老化

血管老化是心血管发生疾病的主要原因，而血管老化又是如何产生的呢？仅仅是因为年龄的衰老造成的吗？如何预防血管的老化呢？

血管老化不仅仅是因为衰老，虽然随着年龄的增长，特别是步入中老年后，人体的各个器官都会伴随着年龄衰老，也包括血管，动脉粥样硬化就多出现在中老年时期，但这并不是导致血管老化的唯一原因。血管的老化通常受到以下几个因素的影响。

1. 高血压

如果患有原发性的高血压，但没有发现，或虽然知道却因为身体没有感觉，而不去控制，长期的血压偏高，给血管壁造成很大的压力，会加速血管的老化，导致动脉粥样硬化的发生。

2. 高脂血症

血脂高是导致动脉粥样硬化的一个危险因素，低密度脂蛋白、极低密度脂蛋白的颗粒，容易沉积于血管壁，造成血管壁的硬化、老化。

3. 不良的饮食习惯

喜欢高脂、高盐、高糖饮食，大鱼大肉、油炸食品、烧烤食品是最爱，不爱吃水果蔬菜，不注意粗粮谷类的摄入等，这些不良的饮食习惯，都会影响血管的健康，加速血管的老化、硬化。

4. 吸烟酗酒

烟草中的有害物质会损伤血管壁的内膜细胞，对心血管的危害极大，因此吸烟常被作为独立的风险评估因素，用于评估心血管风险。为了血管的健康，一定要戒烟，同时要避免二手烟的吸入。大量饮酒，特别是长期大量饮酒，对心血管的不良影响同样巨大。研究表明，长期大量饮酒，可以导致血管壁失去弹性，造成血管的硬化和老化，长期酗酒甚至会导致心衰的发生。

5. 肥胖

肥胖是心血管疾病的又一个独立风险因素，特别是向心性肥胖，男性腰围超过90cm，女性腰围超过85cm的情况，都应该注意控制，控制好体重，不单是对血管健康有好处，对整个身体健康都有益无害。

6. 睡眠不足

不管是喜欢熬夜还是习惯性失眠，睡眠的不充足，对身体的各个器官影响也是很大的，特别是对心血管系统的影响，长期睡眠不足会导致血管的硬化，影响心脑血管的健康。

看完上述6个导致血管老化的因素，对于如何预防血管老化也就了然于胸了。控制好血脂、血压，必要时长期服用药物来控制血压、血脂；调整饮食习惯，清淡饮食，多吃健康的水果蔬菜，少吃高脂、高糖食品；坚持体育锻炼，适度运动，控制体重；戒烟限酒；保持充足睡眠。如果能坚持做到这些，您的血管会保持健康，不会提前老化！

血管堵塞

血管堵塞常与以下疾病有关。

1. 高血压

高血压是我国患病率最高的心血管病，同时又是脑血管事件、周围动脉功能不全和早期死亡的主要心血管危险因素之一。以往认为舒张压反映外周阻力，致动脉粥样硬化的作用更强。但近来研究发现，收缩压升高引起动脉中层损害，更易促发脑卒中。脉压（收缩压和舒张压之间的差值）能反映大动脉硬化的程度，是影响心脑血管疾病预后的独立危险因素，脉压≥65mmHg的患者心脑血管事件发生率显著升高。即使血压正常，单纯的血压波动性升高也是心脑血管疾病的独立危险因素。血压水平从110/75mmHg开始，随着血压升高心脑血管发病风险持续增加。与血压＜110/75mmHg相比，血压在120～129/80～84mmHg时，心脑血管发病风险增加1倍；血压140～149/90～94mmHg，心血管发病风险增加2倍；血压＞180/110mmHg时，心血管发病风险增加10倍。老年人有效地控制血压亦可获得与高血压年轻患者一样甚至更大的益处。2008年公布的超高龄降压研究（HYVET）发现，高血压老年患者血压降低15/6mmHg，可显著降低患者的总死亡率及心血管事件的发生率。大量临床流行病学研究发现高血压与其他危险因素有协同致病作用。以往临床资料的荟萃分析证明，不管采用何种药物治疗，只要收缩压、脉压下降，心脑血管事件危险性就会下降。

2. 血脂异常

血脂是指血液中的脂质，它的主要成分为胆固醇、甘油三酯、磷脂和游离脂肪酸。血浆脂蛋白主要有中间密度脂蛋白（IDL）、低密度脂蛋白

（LDL）和高密度脂蛋白（HDL）。由于脂肪代谢或转运异常而使血浆中某些脂质或脂蛋白成分过高或过低，称为血脂异常。常见的血脂异常有低密度脂蛋白胆固醇（LDL-C）过高，血清高密度脂蛋白胆固醇（HDL-C）水平过低。流行病学研究证明血清总胆固醇（TC）水平及低密度脂蛋白胆固醇水平与心脑血管疾病的发病率密切相关，尽管我国的人群血清胆固醇水平低于西方国家，高胆固醇水平仍然是急性心脑血管事件的重要危险因素。LDL易被氧化，被内膜摄取、沉积，并参与动脉粥样硬化的形成。多项研究发现降低LDL-C的药物干预措施可以降低心脑血管疾病的发病风险及总死亡率。对于心血管事件的高危患者，无论LDL-C的水平是正常还是升高，均可从降低LDL-C水平的治疗中获益。血清甘油三酯（TG）水平与心脑血管病危险性的关系受混杂因素的干扰，目前研究尚无定论。TG主要分布在乳糜微粒（CM）、极低密度脂蛋白（VLDL）两者的残粒及IDL中，残粒有直接致动脉粥样硬化的作用，高TG与致密LDL的生成有关。近年，前瞻性心脑血管Muster研究（PROCAM）表明TG增高是心肌梗死的独立危险因素。流行病学资料显示，HDL-C与心脑血管疾病呈负相关，这种相关性独立于LDL-C水平之外。研究证明，提高HDL-C水平可延缓或预防动脉粥样硬化的发生。HDL-C水平增高1mg/dL，心脑血管病的危险降低2%～3%。HDL-C对血管保护作用机制主要有：①促进胆固醇逆转运，逆转运是将胆固醇自外周组织如泡沫细胞选择性转运至肝脏并通过胆汁分泌；②抗氧化作用；③抗炎作用；④清除有害磷脂；⑤改善血管内皮功能不全；⑥抗血栓和促纤溶作用。通过干预（药物和非药物）纠正血脂的异常可以明显减少心脑血管事件（包括初发和复发）的发生率。血脂异常与其他危险因素同时存在时有协同致病作用，当血脂异常和其他危险因素合并存在时，控制血脂异常可以有效减轻其他危险因素的致病作用。目前，使用药物调整HDL-C的水平是否能够降低心脑血管事件的风险，仍需要大型临床试验来证实。

3. 代谢综合征、糖尿病、糖耐量异常

代谢综合征（metabolic syndrome，MS）是以糖代谢异常、高血压、血脂异常、中心型肥胖等多种主要疾病或危险因素在个体聚集为特

征的一组临床综合征。MS的诊断标准尚未统一，胰岛素抵抗（insulin resistance，IR）被认为是MS发生的最主要因素，是动脉粥样硬化疾病的独立危险因素。IR的个体往往存在脂蛋白代谢异常、内皮功能异常、慢性亚临床炎症等心脑血管危险因素。在冠心病及具有冠心病发病的高危患者中，糖尿病患病率逐渐升高。而我国这一形势更加严峻。高血糖能够增加血管内皮细胞黏附分子的表达，促进单核细胞黏附于血管壁，并抑制内皮依赖的血管扩张及减少内皮源性一氧化氮的产生，导致血管内皮功能障碍。波动性高血糖对氧化应激具有特殊的触发作用。而氧化应激、黏附分子表达增高、内皮功能障碍等在诱发动脉粥样硬化中均起着重要的作用。最新的欧洲心脏病调查结果提示，早期降糖治疗能够显著降低心脑血管事件的发生率，且口服药降糖治疗较胰岛素治疗更能显著降低患者死亡率和心脑血管事件发生率。糖耐量受损（IGT）阶段就存在大血管病变，相对餐后血糖正常的人，IGT患者心脑血管死亡率升高34%；IGT阶段，心脑血管疾病危险性与糖尿病患者相似，血糖继续升高至糖尿病水平时，整体心脑血管疾病危险性升高有限。糖尿病患者通常不是LDL-C显著升高，而往往是HDL-C降低、TG增高，高血压发病率也较高。因此，高血压、低HDL和高TG使糖尿病患者比非糖尿病患者更易患MS。多数糖尿病患者往往合并高血压、高脂血症及肥胖等多种危险因素，这些危险因素相互作用，进一步增加了心脑血管疾病的发生风险。

第五节

节节攀升的心脑血管疾病发病率

一、总体概况

随着人口老龄化和城镇化进程的加速，居民不健康生活方式日益突出，心脑血管疾病危险因素对居民健康的影响越加显著，心脑血管疾病发病率仍持续增高。

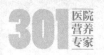
《中国心血管健康与疾病报告2020》指出，中国心脑血管疾病患病率处于持续上升阶段，推算心脑血管疾病现患人数3.3亿，其中脑卒中1300万，冠心病1139万，肺源性心脏病500万，心力衰竭890万，心房颤动487万，下肢动脉疾病4530万，风湿性心脏病250万，先天性心脏病200万，高血压2.45亿。

如今，患高血压、血脂异常、糖尿病和肥胖的人数不断攀升，未来我国心脑血管疾病的患病率和死亡率可能会进一步升高。

二、心脑血管疾病死亡率

《2019中国卫生健康统计年鉴》显示，2018年我国心脑血管疾病死亡率仍居首位，高于肿瘤及其他疾病。从2009年起，农村心脑血管疾病死亡率超过并持续高于城市水平。2018年农村居民心脑血管疾病死亡率为322.31/10万，其中心脏病死亡率为162.12/10万，脑血管病死亡率为160.19/10万；城市心脑血管病死亡率为275.22/10万，其中心脏病死亡率为146.34/10万，脑血管病死亡率为128.88/10万。

2018年农村、城市心脑血管疾病分别占死因的46.66%和43.81%。每5例死亡中就有2例死于心脑血管疾病。

第六节
动脉粥样硬化

动脉粥样硬化是一种慢性动脉疾病，可引起冠心病和脑梗死。对动脉粥样硬化的病因和发病机制的了解，进展仍然较慢。其主要原因是动脉粥样硬化的病因复杂，病变发展缓慢且在早期无症状。

一、正常动脉壁的主要结构与功能

正常动脉壁从形态上可清楚地分为三层，即内膜、中膜、外膜。

1. 内膜

内膜位于动脉腔面，包括连续的单层内皮细胞与其下一层断续的弹力纤维（称内弹力膜）。在内皮与内弹力膜之间，有结缔组织（胶原、弹性蛋白、细胞外基质）和平滑肌细胞。随着年龄的增长，其基质和平滑肌细胞渐增，内膜变厚。内膜并非仅为循环血液与动脉壁之间的屏障。内皮细胞的代谢十分活跃，它参与血液－血管壁的许多重要生理功能，包括凝血、纤溶、血小板黏附和聚集、白细胞黏附和迁移，以及通过其合成与分泌的多肽、糖蛋白或直接的细胞间信息交流，调控动脉壁平滑肌细胞的功能（如增殖、舒张和收缩）。

2. 中膜

中膜位于动脉壁中层。肌型动脉由平滑肌细胞和结缔组织以及与外膜分界的断续弹力纤维形成的外弹力膜所组成；弹力型动脉则除平滑肌细胞外，尚有大量弹性蛋白和胶原。中膜的形态随年龄增长的变化较小。

3. 外膜

外膜为动脉壁的最外层，有成纤维细胞和平滑肌细胞疏松地散存于胶原与基质中。外膜逐渐移行为周围的疏松结缔组织。

二、动脉粥样硬化病变简介

动脉粥样硬化可发生于弹力型动脉和大、中等肌型动脉如冠状动脉和脑动脉。患者多因并发冠心病或脑卒中而发病或致死。动脉粥样硬化病变特点主要为以下几项。

① 局灶性病变常发生于动脉分叉处。

② 病变始发于内皮细胞功能性的改变。

③ 病变的最重要细胞为平滑肌细胞。平滑肌细胞由中膜迁移到内膜并增殖及合成较多的细胞外结缔组织。

④ 病灶随严重程度不同在细胞内外有不同脂质，其中主要为胆固醇。细胞内有大量脂质的称泡沫细胞。

动脉粥样硬化的经典分型为脂质条纹病变、纤维斑块病变及复合病变3种。脂质条纹多见于内膜腔面，内膜中有少量平滑肌细胞，细胞内外可有脂质。脂质条纹可消退、维持不变或发展为纤维斑块。一般认为脂质条纹为纤维斑块的前身，但也发现在主动脉二者的发生部位不同，脂质条纹多在升主动脉，随年龄增长可消失，而纤维斑块则多见于腹主动脉。纤维斑块已涉及动脉壁的三层，除内膜增厚外，紧挨斑块的中膜变薄，这可能与较硬斑块的"夹板作用"以及其中平滑肌细胞迁移到内膜有关；在外膜有新生血管形成和淋巴细胞浸润，后者可能是由于斑块中脂质过氧化物的免疫刺激作用。纤维斑块可发展为不同程度钙化的复合病变，如出血、栓塞、溃疡等。

三、动脉粥样硬化的病因与发病机制

动脉粥样硬化为动脉壁的细胞、细胞外基质、血液成分（特别是单核细胞、血小板及LDL）、局部血液动力学、环境及遗传诸因素间一系列复杂作用的结果，因而不可能有单一的病因。主动脉、冠状动脉及脑动脉粥样硬化的严重程度并不平行，病变所在动脉及其位置与临床发病密切相关。

血栓形成、脂质浸润等假说曾在特定时间内成为动脉粥样硬化的"病因"；但它们都各自强调病因的某一侧面。目前认为病因是多种复杂因素相互作用的结果。近年来的损伤反应假说已为人们所公认，亦即动脉粥样硬化病变始于内皮损伤：单核细胞可黏附于形态上完整的内皮细胞表面或通过内皮细胞间隙进入内皮下，而血小板仅能黏附于内皮细胞受损内皮下组织裸露处。单核细胞黏附后和血小板黏附及聚集后均可释放多种细胞因子。巨噬细胞吞噬大量脂质而转变为泡沫细胞，中层平滑肌细胞迁移至内膜并增殖，同时合成和分泌结缔组织中的多种成分，还有淋巴细胞浸润。最终结果为内膜增厚、脂质沉积而形成动脉粥样硬化病变。

以上仅以内皮、平滑肌及单核或巨噬细胞和某些细胞因子以及生长因子在病变形成中的作用等，简述其发病机制。据此不难看出动脉粥样硬化病变形成的复杂过程。目前，对动脉粥样硬化的研究热点，在于内皮细胞损伤因素如何使动脉失衡，以及各种细胞因子对病变发生发展的影响或调控，特别是在基因水平上阐明其发病机制，将对其预防或治疗产生重大的突破。

四、动脉粥样硬化的防治

首先应积极预防动脉粥样硬化的发生。如已发生，应积极治疗，防止病变发展并争取逆转，已发生并发症者，及时治疗，防止其恶化，延长患者寿命。

（一）一般防治措施

1. 积极治疗

发挥患者的主观能动性配合治疗，经过合理防治可以延缓和阻止病变进展，甚至可使之逆转消退，患者可维持一定的生活和工作能力。此外，缓慢进展的病变本身又可以促使动脉侧支循环的形成，使病情得到改善。因此说服患者耐心接受长期的防治措施至关重要。

2. 合理膳食

控制膳食总热量，以维持正常体重为度，40岁以上者尤应预防发胖。一般以$18.5kg/m^2 \leqslant BMI < 24.0kg/m^2$为正常体重。或以腰围为标准，一般以女性$\geqslant 80cm$，男性$\geqslant 85cm$为超标。超重或肥胖者应减少每日进食的总热量，食用低脂（脂肪摄入量不超过总热量的30%，其中动物性脂肪不超过10%）、低胆固醇（每日不超过200mg）膳食，并限制酒及含糖食物的摄入。提倡饮食清淡，多食富含维生素C（如新鲜蔬菜、瓜果）和植物蛋白（如豆类及其制品）的食物。尽量以花生油、豆油、菜籽油等植物油为食用油。40岁以上者即使血脂无异常，也应避免食用过多的动物性脂肪和含胆固醇较高的食物，如动物内脏、猪油、蛋黄、蟹黄、鱼子、奶油及其制品、椰子油、可可油等，以食用低胆固醇、低动物性脂肪食物为宜，如鱼、禽肉、各种畜瘦肉、豆制品等。已确诊有冠状动脉粥样硬化者，严

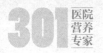

禁暴饮暴食，以免诱发心绞痛或心肌梗死。合并有高血压或心力衰竭者，应同时限制食盐。

3. 适当的体力劳动和体育活动

参加一定的体力劳动和体育活动，对预防肥胖、锻炼循环系统的功能和调整血脂代谢均有裨益，是预防本病的一项积极措施。体力活动量应根据身体情况、体力活动习惯和心脏功能状态而定，以不过多增加心脏负担和不引起不适感为原则。体育活动要循序渐进不宜勉强作剧烈活动，对老年人提倡散步（每日1小时，可分次进行），做保健体操，打太极拳等。

4. 合理安排工作和生活

生活要有规律，保持好的情绪，避免过度劳累和情绪激动，注意劳逸结合，保证充足的睡眠。

5.戒烟限酒

虽然少量饮用低浓度酒能提高血 HDL-C，但长期饮用会引起其他问题，因此不宜提倡。

6. 积极控制与本病有关的一些危险因素

危险因素包括高血压、糖尿病、血脂异常、肥胖症等。不少学者认为，本病的预防措施应从儿童期开始，即儿童也不宜进食高胆固醇、高动物性脂肪的饮食，亦宜避免摄食过量防止发胖。

（二）药物治疗

1. 调整血脂药物

血脂异常的患者，经上述饮食调节和体力活动3个月后，未达到目标水平者，应选用降低TC和LDL-C为主的他汀类调脂药，其他调脂药物包括贝特类、烟酸类等。

2. 抗血小板药物

抗血小板黏附和聚集的药物，可防止血栓形成，可能有助于防止血管阻塞性病变的发展，用于预防冠状动脉和脑动脉血栓栓塞。最常用的口服药为阿司匹林，其他尚有氯吡格雷、西洛他唑、普拉格雷、替格瑞洛，静脉用药物包括阿昔单抗、替罗非班、埃替非巴肽等药物。

3. 溶血栓和抗凝药物

对动脉内形成血栓导致管腔狭窄或阻塞者，可用溶解血栓制剂，继而用抗凝药。

4. 血管扩张剂及 β 受体拮抗剂

针对缺血症状的相应治疗，如心绞痛时应用血管扩张剂及 β 受体拮抗剂等。

（三）介入和外科手术治疗

包括对狭窄或闭塞的血管，特别是冠状动脉、肾动脉和四肢动脉施行再通或重建或旁路等外科手术，以恢复动脉的供血。用带球囊的导管进行经皮腔内血管成形术将突入动脉管腔的粥样物质压向动脉壁而使血管畅通；在此基础上发展了经皮腔内旋切术、旋磨术和支架植入等多种介入治疗，将粥样物质切下、磨碎、气化吸出而使血管再通，对新鲜的血栓可采用导管进行抽吸。目前应用最多的是经皮腔内球囊扩张术和支架植入术。

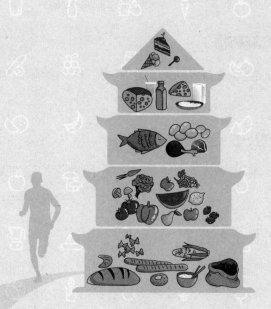

第三章

将心比心说营养

第一节
节能让血管更通畅

随着人们生活水平的不断提升，消费能力也在不断提高。但是在生活水平提升的同时，很多疾病发病的频率也在不断增加。其中，心脑血管疾病的发病率增加最为明显。心脑血管疾病有一种非常有趣的称呼，很多人称之为"富态病"，这种病症非常顽固，患病的人群比较集中，大多数以老人为主，也包含一些中年人。根据国家心血管病中心2019年的统计数据显示，目前我国患有心脑血管疾病的人数至少为3.3亿，每年的心源性猝死者高达55万，每5例死亡中就有2例死于心脑血管疾病。心脑血管疾病已然成了我国高死亡率、高致残率的第一大慢性疾病。有医学专家指出，要想预防心脑血管疾病的发生，就要养成良好的生活习惯和饮食习惯。

一、心脑血管疾病病因

根据流行病学的调查数据显示，血脂中的胆固醇每上升1％，冠状动脉疾病的危险就随之增高2％～3％，而在调节血脂水平之后，冠心病发病率在5年内会下降34％。由此可见，导致心脑血管疾病的直接原因是血脂异常，也就是胆固醇和甘油三酯过高，以及高密度脂蛋白过低。由于人们的膳食结构向高脂肪、高胆固醇、低糖类转变，饮食中摄取了过多的脂类，同时又没有配合科学、合理的运动来促进脂类的代谢，导致人体内存在的脂类物质越积越多。久而久之，脂类物质掺杂在血液中会使毛细血管堵塞，此类物质还易与人体内游离的矿物质离子结合，形成血栓。随着血栓的积攒，血管直径缩小，心脏为了保证正常的供血量，就会加大血压，致使高血压病的形成。在血压持续过高的情况下，有可能出现血管崩裂，发生出血性心脑血管疾病。如果血管堵塞严重导致供血不足，就会发生缺血性心脑血管病。

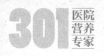

二、营养治疗原则

1. 高脂血症

（1）保持热能均衡分配，饥饱不宜过度，不要偏食，切忌暴饮暴食或塞饱式进餐，改变晚餐丰盛和入睡前吃夜宵的习惯。

（2）主食应以谷类为主，粗细搭配。粗粮中可适量增加玉米、荞面、燕麦等成分，这些食品中膳食纤维含量高，膳食纤维具有降血脂的作用，因此保持糖类供热量占总热量的55%以上。但不要过多吃简单糖和甜食，因为简单糖易转变为甘油三酯。

（3）供给充足的蛋白质。蛋白质的来源非常重要，主要来自牛奶、鸡蛋、肉类、鱼虾类及大豆、豆制品等食品。但植物蛋白质的摄入量要在50%以上。增加豆类食品，提高蛋白质利用率，以干豆计算，平均每日应摄入25g以上，或摄入豆腐干45g或豆腐150～250g。

（4）在动物性食物的结构中，减少动物性脂肪如猪油、黄油以及畜禽的肥肉等。这类食物饱和脂肪酸过多，脂肪容易沉积在血管壁上，增加血液的黏稠度。饱和脂肪酸能够促进胆固醇吸收和肝脏胆固醇的合成，使血清胆固醇水平升高。饱和脂肪酸长期摄入过多，可使甘油三酯升高，并有加速血液凝固的作用，促进血栓形成。提倡多吃海鱼，以保护心脑血管系统，降低血脂。烹调时，应采用植物油，如豆油、玉米油、葵花籽油、茶油、芝麻油等，每日烹调油20～25mL。

（5）限制胆固醇的摄入量。胆固醇是人体必不可少的物质，但摄入过多的确害处不少，膳食中的胆固醇每日不超过300mg，应减少或避免食用含胆固醇高的食物，如动物内脏、蛋黄、鱼子、鱿鱼等食物。蛋黄限每周不超过3～4个。植物固醇存在于稻谷、小麦、玉米等植物食物中，植物固醇在植物油中呈现游离状态，确有降低胆固醇作用，而大豆中豆固醇有明显降血脂的作用，因此，高胆固醇血症患者提倡多吃豆制品。

（6）多吃富含维生素、矿物质和膳食纤维的食物，如水果和蔬菜。它们能够降低甘油三酯，促进胆固醇的排泄。保证每人每日摄入的新鲜水果及蔬菜达400g以上，并注意增加深色或绿色蔬菜比例。

（7）可选用降脂食物，如酸牛奶、大蒜、山楂、绿豆、洋葱、香菇、平菇、金针菇、木耳、银耳、猴头菇等食物。

（8）要避免饮酒。酒能够抑制脂蛋白酶，可促进内源性胆固醇和甘油三酯的合成，导致血脂升高。

（9）要采用蒸、煮、炖、汆、熬等少油的烹调方法。

（10）少饮含糖多的饮料，多喝茶，尤其是绿茶。

2. 动脉粥样硬化

动脉粥样硬化的治疗，需要培养良好的生活习惯，积极治疗高血压、肥胖、高脂血症等有关疾病；配合相应的营养治疗，在平衡膳食的基础上控制总热量，限制膳食饱和脂肪酸和胆固醇摄入量；保证充足的膳食纤维和多种维生素，补充适量的矿物质和抗氧化营养素。

（1）控制总热量摄入：能量摄入过多是导致肥胖的重要因素，而肥胖又是动脉粥样硬化的重要危险因素，故应该控制总能量的摄入，并适当增加运动，保持理想体重。

（2）限制脂肪和胆固醇摄入：膳食中脂肪摄入量以占总能量的20%～25%为宜，饱和脂肪酸摄入量应少于总能量的10%，适当增加单不饱和脂肪酸和多不饱和脂肪酸的摄入。鱼类主要含n-3系列的多不饱和脂肪酸，对心血管有保护作用，可适当多吃，少吃含胆固醇高的食物，如猪脑、动物内脏等。

（3）提高植物蛋白的摄入：蛋白质摄入应占总能量的15%，植物蛋白中的大豆有很好的降低血脂的作用，所以应提高大豆及大豆制品的摄入量。

（4）摄入充足的膳食纤维：膳食纤维可明显降低血胆固醇，因此应多摄入含膳食纤维高的食物，如燕麦、玉米、蔬菜等。

（5）保证充足的维生素和微量元素：维生素E和很多水溶性维生素及微量元素具有改善心血管功能的作用，特别是维生素E和维生素C具有抗氧化作用，应多食新鲜蔬菜和水果。

（6）饮食清淡，少盐限酒：高血压是动脉粥样硬化的重要危险因素，为预防高血压，每天的盐摄入量应限制在6g以下。

（7）适当多吃富含植物化学物的食物：植物化学物具有促进心血管健

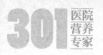

康的作用，鼓励多吃富含植物化学物的食物，如洋葱、香菇、大豆、黑色和绿色食物等。

3. 高血压

改变生活方式对于减少高血压的发生率至关重要。适量控制能量及食盐量；降低脂肪和胆固醇的摄入水平，控制体重，防止或纠正肥胖；利尿排钠，调节血容量。此外，控制乙醇摄入、增加新鲜水果和蔬菜的摄入、减少咖啡因的摄取等也是十分重要的。

（1）控制能量：体重正常的高血压患者（BMI=18.5～23.9kg/m²）每天能量的摄入可按每千克体重25～30kcal计算；超重和肥胖者除适当增加身体活动外，应当适当减少每天能量的摄入。减少能量的方法是每天比原来摄入的能量减少300～500kcal，或者女性患者能量摄入在1000～1200kcal/d，男性患者能量摄入在1200～1600kcal/d。若折合成食物量，则每日约减少主食100～200g，烹饪油15～30g，或主食50～100g、瘦肉50～100g、花生和瓜子等50～100g，能量减少可采取循序渐进的方式。

（2）增加粗粮摄入：增加全谷类和薯类食物的摄入，粗细搭配。视身体活动量的不同，每日谷类和薯类的摄入量不同：轻、中度身体活动的高血压患者，推荐每日摄入谷类250～400g，其中全谷物和杂豆类50～150g，薯类50～150g。少食用或不食用加入钠盐的谷类制品如咸面包、方便面、挂面等。

（3）选择低脂肉类、奶制品及豆制品：选择鱼、虾、禽肉、蛋和瘦肉类食品，每日摄入鱼虾类约40～75g，畜禽肉40～75g，蛋类25～50g。少食用肥肉，烟熏、腌制肉制品及高钠盐、高脂肪、高胆固醇的动物性食品。每日摄入奶类300g，若摄入大于300g优先选择脱脂或低脂奶制品。每日适量食用豆制品，例如豆腐、豆浆等。每日摄入大豆25g或豆腐干50g，某些加工豆制品含盐较高，如豆豉、豆瓣酱、腐乳等不宜食用过多。

（4）充足的蔬菜水果：每日蔬菜摄入量为300～500g，至少3个品种，最好5个品种以上，且每日摄入的蔬菜中深色蔬菜占1/2；推荐食用富钾蔬菜，例如菠菜、芥蓝、莴笋叶、空心菜、苋菜等；水果摄入量至少

200～350g，每天至少1个品种，最好2个品种以上。

（5）适量坚果：可适量食用坚果，每周70g左右，食用坚果时应注意控制摄入的总能量，合并肥胖和超重者应注意防止摄入过多的脂肪，以免增加体重或导致减重失败。

（6）控制烹调用油：优先选择富含单不饱和脂肪酸的橄榄油、菜籽油、茶籽油以及含不饱和脂肪酸的大豆油、玉米油、花生油等。尽量不食用动物油、椰子油、棕榈油。推荐交替食用不同种类的植物油，每天烹调用油控制在25g以内。少食用或不食用油炸和富含油脂的食品以及含反式脂肪酸的食品（如蛋糕、点心、人造黄油等）。烹调多采用蒸、焯、炖、煮、氽等用油少的方式。

（7）限盐：成人每天食盐不超过5g，使用限盐勺，逐渐减少用量，烹调时用醋、柠檬汁、葱、姜等调味，替代一部分盐和酱油，看标签拒绝高盐食品。并且注意隐性盐问题，减少酱油、酱类、鸡精、味精及咸菜的摄入。

（8）戒烟、限酒：戒烟，不宜饮酒，尽量戒酒。

（9）水分充足：成人每天7～8杯（女性大于1500mL，男性大于1700mL），少饮用含糖饮料和碳酸饮料，可适量饮用白开水、茶水（红茶和绿茶）、矿泉水、低糖或无糖的水果汁和蔬菜汁，保证摄入充足的水分。

第二节

粗细搭配，远离糖尿病

一、糖类种类及新陈代谢

糖类作为人体的主要膳食组成，为机体提供50%～60%的能量。机体摄入糖类后，通过吸收、分布，把可利用的物质转化、合成为自身的物质，把食物转化过程中释放出的能量储存起来，以维持生命活动需求。膳食中糖类普遍以复合形式进入人体，如淀粉、糖原、膳食纤维。研究发现，机体摄入的可消化糖类，经过口腔、胃肠道的物理、化学消化，主要降解成葡萄糖及少量的果糖和半乳糖，在肠道以单糖形式被吸收。

在正常生理情况下，机体吸收的葡萄糖进入血液循环，一部分氧化生成高能磷酸化合物作为能量来源，一部分合成糖原储存在肝脏及肌肉中，多余的葡萄糖转变为储能物质脂肪。当大量摄取糖类时，葡萄糖氧化释放的能量占绝大部分，整个过程由胰岛素控制。

糖类亦被称为碳水化合物，是含有碳、氢和氧三种元素的一大类有机化合物，根据其在胃肠道的可消化性分为两组：第一组为可消化吸收糖类，如淀粉、果聚糖、单糖，容易被酶促反应水解，并在小肠中吸收进入血液，引起血糖水平的上升。研究发现机体摄入不同类食物时，机体的血糖反应是不同的，因此提出血糖指数（glycemic index，GI）概念来解释此现象。GI是指含50g有价值的糖类食物引起的血糖反应曲线下的面积与含等量参照物（葡萄糖或白面包）食物血糖反应之比，用来评价某食物与标准食物相比升高血糖的速度和能力。高GI食物进入胃肠道后消化快，吸收率就高，快速引起血糖应答，进而影响胰岛素的水平，是增加代谢综合征发生的主要危险因素，而低GI食物则相反。第二组为不可消化吸收糖类，如棉籽糖、水苏糖、纤维素、半纤维素和果胶，人体肠道中不含其水解酶，不能被消化成小分子物质，因而不能被吸收。

二、低糖类饮食治疗现状

低糖类饮食（LCD）是指通过减少或限制糖类的摄入，相应地提高蛋白质和（或）脂类的摄入量，以缓解、控制或预防疾病的一种饮食结构。一般来说，LCD要求糖类占每日摄入总热量的45%以下。

1. 内分泌系统

糖类经过人体消化代谢，生成葡萄糖，提供能量，已被公认为是对餐后血糖、肥胖影响较为重要的因素。

2. 神经系统

低糖类在神经系统方面应用较早，虽其治疗机制尚未明确，但在难治性癫痫上的效果已得到国内外认可。

3. 循环系统

在LCD中，应大力推荐食用来自植物的不饱和脂肪酸，其已被研究证实能够降低血脂中的胆固醇及低密度脂蛋白胆固醇。另一方面，可通过减少糖类数量，提高糖类质量，尽量选择杂粮、粗粮作为替代，以降低心脑血管疾病的危险度。

（1）LCD对降血压的作用：通常减肥本身就会产生一个健康的血压降低。研究表明，LCD所起到的降压效果，对比减肥药奥利司他（告诫低脂饮食，每天来自脂肪的热量少于30%）来看，LCD组收缩压平均下降5.9mmHg，而奥利司他组收缩压反而增加了1.5mmHg，可见LCD对降血压效果更好，花费更少，不良反应也少，值得进一步研究。

（2）LCD对降血脂的作用：血脂代谢紊乱包括血总胆固醇（TC）、甘油三酯（TG）、低密度脂蛋白胆固醇（LDL-C）升高以及高密度脂蛋白胆固醇（HDL-C）降低，是冠心病的独立危险因素，防治血脂异常已成为预防冠心病的重要手段之一。近年关于血脂异常的药物治疗研究较多，而改善不合理饮食结构和不良生活方式的非药物治疗（LCD为主要饮食结构），可以显著降低血TC、LDL-C水平，升高HDL-C水平，是高脂血症患者的首选治疗方案，也是药物治疗的基础。

（3）LCD对降血糖的作用：由于糖尿病在世界范围内的高发病率及其严重的并发症，包括截肢和心脏病，已成为卫生保健人员强烈关注的健康问题，而减肥对糖尿病具有快速有效的治疗作用。在意大利福罗伦萨国际内分泌大会/欧洲内分泌大会上发布了一项研究结果：无论初始体重是多少，降低体质指数（BMI）5个单位可以显著降低糖尿病风险。这表明，即使重度肥胖糖尿病患者，也可能摆脱疾病的困扰。该研究通过对比LCD（总能量限制为1980kcal/d，糖类、蛋白质、脂肪含量分别占饮食总量的33%、22%和45%）+双胍类药物治疗和低脂饮食（总能量限制为1860kcal/d，糖类、蛋白质、脂肪含量分别占饮食总量的48%、20%和32%）+双胍类药物治疗，发现LCD可明显改善超重2型糖尿病患者的体重、体质指数、空腹血糖及糖化血红蛋白，这主要和限制糖类的摄入可以降低胰岛素水平和餐后血糖、改善胰岛素敏感性有关。这一重大发现应用于临床，将会给肥胖糖尿病患者带来福音。

4. 其他领域

肿瘤细胞由于线粒体的缺损，而无法利用酮体为主要能量来源，因而生酮饮食能起到抑制肿瘤细胞的增长、协同抗肿瘤的作用。但多数研究还停留在动物研究阶段，对于人体的确切效果还需更有力的证据支持。

综上，LCD在临床医疗领域研究广泛，能够有效控制体重、控制血糖，对于神经系统、呼吸系统及肿瘤的治疗也具备一定的优势。但LCD也会带来口臭、胃肠道不适、记忆力下降等不良反应，长期使用可能会引起骨质疏松、痛风等。

第三节

"修墙搬砖"的蛋白质

正常成人体内蛋白质的含量约占体重的16%，按总量计算，人体干重的45%左右是蛋白质。人体内的蛋白质每天都处于不断合成与分解的动态平衡中，成人体内每天约有3%的蛋白质被更新。

一、蛋白质的生理功能

1. 构成人体组织的成分

蛋白质是构成机体组织、器官的重要成分。在人体内几乎不存在不含有蛋白质的组织和器官。在人体的瘦组织中，如肌肉组织和心、肝、肾等器官，均含大量蛋白质；皮肤乃至头发，也含有大量蛋白质；细胞中，蛋白质约占细胞干重的80%。身体的生长发育可视为蛋白质的不断积累过程，尤其对生长发育期的儿童十分重要。

2. 重要生理活性物质的成分

蛋白质是构成人体多种重要生理活性物质的成分，在人体内发挥重要的作用。如催化人体物质代谢的酶蛋白；维持机体免疫功能的免疫球蛋白；调节肌肉收缩的肌球蛋白；血液中运送营养物质的运铁蛋白、载脂蛋白、视黄醇结合蛋白；携带运送氧的血红蛋白，调节组织渗透压、维持体液平衡的白蛋白以及人体分泌的激素等都是由蛋白质组成。

3. 供给能量

蛋白质在人体内分解成氨基酸后，经脱氨基作用生成的 α-酮酸，可以直接或间接经三羧酸循环氧化分解，同时释放能量，是人体能量来源之一，但供给能量不是蛋白质的主要功能。

二、蛋白质摄入量及食物来源

1. 蛋白质摄入量

理论上成人每天摄入30g蛋白质即可满足零氮平衡，但从安全性和消化吸收等因素考虑，成人按0.8g/（kg·d）摄入蛋白质为宜。由于我国以植物性食物为主，故成人蛋白质推荐摄入量约为1.0g/（kg·d）。按能量计算，成人蛋白质摄入量应占总能量摄入量的10%～12%，儿童、青少年为12%～14%。

2. 食物来源

动物蛋白质质量好，但同时富含饱和脂肪酸和胆固醇，植物蛋白则利用率较低。因此，注意蛋白质互补，适当进行搭配是非常重要的。大豆蛋白质是植物蛋白中必需氨基酸构成最好的蛋白质，应在膳食中推广应用。

蛋白质广泛存在于动、植物性食物之中。植物蛋白中，谷类含蛋白质10%左右，蛋白质含量不高，但由于我国膳食模式的特点，谷类仍然是我国居民膳食蛋白质的重要来源。豆类含有丰富的蛋白质，氨基酸组成也比较合理，是植物蛋白质中优质蛋白质来源。

肉类包括禽、畜和鱼等，蛋白质营养价值优于植物蛋白，是人体优质蛋白质的重要来源。

为改善膳食蛋白质的质量，在膳食中应保证有一定数量的优质蛋白质。一般要求动物蛋白和大豆蛋白应占膳食蛋白质总量的30%～50%。

三、不同疾病适宜摄入量

1. 糖尿病

肾功能正常的糖尿病患者遵循健康人群的蛋白质适宜摄入量，占总能量的15%～20%。除了总蛋白质的摄入量，不同来源的蛋白质对糖代谢的影响同样备受关注。研究指出大豆及其制品虽然对空腹血糖、胰岛素及糖化血红蛋白水平无影响，但能降低血胆固醇、低密度脂蛋白胆固醇与甘油三酯，并提高高密度脂蛋白胆固醇。近年来研究表明，乳清蛋白能促进肠促胰素的分泌，提高胰岛素敏感性。同时，乳清蛋白中所含亮氨酸及其代谢产物能减少肌肉蛋白的分解，增加瘦体组织。系统回顾研究显示，膳食中增加乳清蛋白的摄入有助于改善糖代谢，减轻体重。

2. 高血压

人体蛋白质缺乏会影响血管细胞的代谢，加剧血管老化，最终导致高血压和动脉粥样硬化的形成。有研究发现，高血压患者每日蛋白质摄入量1g/kg较为恰当，例如，50kg体重的人，每日摄入蛋白质应该为50g，其中植物蛋白占50%。专家推荐高血压患者多摄入大豆蛋白。原因在于大豆蛋白能够有效预防动脉粥样硬化，降低脑卒中的发生率。高血压患者应多摄入鱼类蛋白质，这些蛋白质能够改善血管弹性，促进尿钠排泄，从而发挥降低血压的作用。需要强调的是，高血压合并肾功能不全的患者，应限制蛋白质的摄入量。

3. 高脂血症

膳食治疗的目的是减少总热量摄入，限能量平衡膳食、低脂膳食、低糖类膳食与地中海膳食均有一定效果。研究表明，与低脂高糖类膳食相比，低脂高蛋白膳食可以更好地改善体重。高蛋白代餐饮食与标准代餐饮食均能减低肥胖者体质指数（BMI），改善血甘油三酯水平，且降低尿酸作用优于标准代餐。对于超重或肥胖的高脂血症患者采用高蛋白营养代餐减重，可在一定程度上改善胰岛素、甘油三酯和尿酸等代谢性指标，是一种安全有效的减重方法。

第四节

脂肪不都是恶魔

脂肪是人类膳食中重要的营养素之一，其主要成分是由脂肪酸和甘油化合而成的"甘油三酯"。脂肪具有丰富的生理功能：是膳食中热量的重要来源，脂肪所产生的热量约为等量的蛋白质或糖类的2倍多；提供人体必需而又无法自身合成的必需脂肪酸（如亚油酸、亚麻酸等）；是脂溶性维生素（维生素A、维生素D、维生素E、维生素K等）的重要来源，并促进它们的消化与吸收等。

一、脂肪酸的分类

脂肪酸是膳食脂肪的重要组成部分，也是体内脂肪代谢的中间产物。脂肪酸种类繁多，分类也复杂。

1. 根据饱和程度

根据脂肪酸碳氢链中是否含有不饱和键分为三类：一是饱和脂肪酸，碳链中没有不饱和键，大部分陆上动物油脂及热带植物油脂中含量较多；二是单不饱和脂肪酸，碳链中只有1个不饱和键，最常见的是油酸，通常在橄榄油、菜籽油、花生油、米糠油等植物油脂中含量较多；三是多不饱和脂肪酸，碳链中有2个或2个以上不饱和键，如亚麻油酸与次亚麻油酸等，主要存在于红花油、葵花籽油、棉籽油、芝麻油、大豆油等植物油脂中，鱼油中也含量丰富。

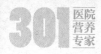

2. 根据营养关系

根据脂肪酸是否能由人体自行合成分为两类：一是非必需脂肪酸，机体可以自行合成，不必依靠食物供应的脂肪酸，包括饱和脂肪酸和一些单不饱和脂肪酸；二是必需脂肪酸，是机体维持健康和生命所必需，但机体自身又不能合成，必须依赖食物供给的脂肪酸，必需脂肪酸一般是多不饱和脂肪酸，主要包括n-3系列的α-亚麻酸和n-6系列的亚油酸两种。

二、脂肪酸的营养功能

各种脂肪酸结构不同，其功能也不一样。脂肪在营养上、健康上的性能与脂肪酸的种类直接相关。

1. 饱和脂肪酸的营养功能

饱和脂肪是天然脂肪中的一个大类别，存在于各种动植物之中，特别是在陆生动物油脂和热带植物油脂中大量存在。饱和脂肪酸种类多，其对人体的生理功能也不尽相同，一般认为，饱和脂肪酸对血清胆固醇有不利影响，但在适当摄入量下，绝大多数饱和脂肪酸对机体不但没有危害作用，甚至还是机体必不可少的营养物质。

2. 单不饱和脂肪酸的营养功能

动植物油脂中的单不饱和脂肪酸也有多种，其中存在于膳食中的单不饱和脂肪酸最具有代表性的是油酸。油酸在绝大多数的天然油脂中都存在，特别是在橄榄油、茶籽油中含量较多，此外在胡桃、杏仁等坚果中含量也很丰富。

近年来研究普遍认为，顺式单不饱和脂肪酸对胆固醇有明显降低的作用。经常食用富含单不饱和脂肪酸的橄榄油、茶籽油的人患冠心病的概率较低。此外，研究表明单不饱和脂肪酸还具有降血糖、保护心脏、防止记忆减退等生理功能和保健作用。

3. 多不饱和脂肪酸的营养功能

多不饱和脂肪酸种类繁多，在营养学上最具价值的主要有两个系列：n-6系列多不饱和脂肪酸和n-3系列多不饱和脂肪酸。n-6系列的亚油酸和n-3系列的α-亚麻酸是人体不可缺少的脂肪酸，并且在体内不能合成，只能从食物中摄取，因此被称为"必需脂肪酸"。α-亚麻酸是重要的植物源性n-3系脂肪酸，来源于几种富含多不饱和脂肪酸的植物油，如亚麻籽油、大豆油、低芥酸菜籽油等。n-3系的二十碳五烯酸（EPA）和二十二碳六烯酸（DHA）主要存在于海洋生物中，尤其在海洋高脂鱼类及海洋哺乳动物中含量最高。n-6系列的脂肪酸主要有亚油酸、花生四烯酸等。

多不饱和脂肪酸是人体必需的重要营养物质，在人体内至关重要的生理功能，一旦缺少就会导致多种疾病的产生。一方面，n-3系列脂肪酸对脑和视网膜、皮肤和肾功能的健全十分重要；DHA和花生四烯酸是中枢神经系统和视网膜的重要结构脂成分，脑组织和视网膜内高度聚集。EPA、DHA对于神经系统有重要的功能，具有健脑、提高记忆力和视力的功能。另一方面，多不饱和脂肪酸具有抗炎症、抗肿瘤、调节血脂、提高免疫力、预防心血管疾病及治疗精神分裂症等多种生理功能。此外，多不饱和脂肪酸还具有美容护肤，促进毛发生长、改善发质，以及减肥等功效。

三、不同疾病适宜摄入量

1. 膳食脂肪酸构成与高血糖

膳食脂肪对糖尿病的不利影响主要与饱和脂肪酸有关。饱和脂肪酸可显著刺激胰岛素分泌，长期的高基础胰岛素和高餐后胰岛素可引起胰腺B细胞的损伤和B细胞功能衰竭，而等能量的单不饱和脂肪酸饮食可降低空腹血浆胰岛素水平，并增强外周组织对葡萄糖的利用，改善胰岛素的敏感性，缓和糖尿病合并的氧化应激状态。

2. 膳食脂肪酸构成与高血压

流行病学研究显示脂肪酸与血压具有明显的相关性，饱和脂肪酸占总能量的百分比与血压呈正相关，单不饱和脂肪酸占总能量的百分比与血压呈负相关。许多高血压动物模型研究均证实，用添加了n-3多不饱和脂肪酸的饲料喂养可使血压下降。而且在降血压方面，DHA的作用比EPA更强。

3. 膳食脂肪酸构成与肥胖

动物实验研究表明，增加n-3多不饱和脂肪酸摄入可减少人体脂肪聚积，抑制膳食诱导的肥胖发生，而饱和脂肪酸和n-6多不饱和脂肪酸摄入过多则会起到相反的作用。n-3多不饱和脂肪酸影响肥胖的机制尚不十分清楚，可能是多方面的：①调节脂肪酸合成酶、激素敏感脂肪酶的活性；②抑制肝脏内源性甘油三酯的合成；③促进脂肪酸的β氧化。n-3多不饱和脂肪酸对肝脏中脂肪的合成、储存及氧化等一系列代谢过程都具有调控作用，并由此影响全身的脂类代谢和控制血中甘油三酯及胆固醇的含量，对肥胖的发生有积极的预防作用。

第五节

胆固醇，想说爱你不容易

随着社会不断进步，物质生活越来越发达，心脑血管疾病却成为威胁人类健康的第一杀手，并有向年轻化发展的趋势，而胆固醇在其中起到了不可忽视的作用。

胆固醇，是一种环戊烷多氢菲的衍生物。因为人们最早是在胆汁和胆石中发现的，所以就叫它胆固醇。它是以游离或酯的形态存在于一切动物组织中，是人体不可缺少的重要物质之一。它的功能主要有：①参与细胞膜和神经纤维的组成；②内分泌腺合成类固醇激素的原料，如性激素、肾上腺皮质激素等；③在人体内形成7-脱氢胆固醇，经日光中的紫外线照射，转变成维生素D_3；④形成胆酸盐乳化脂肪，促进脂肪的消化；⑤启动T细胞生成IL-2；⑥有助于血管壁的修复和保持完整。

人体内的胆固醇主要有两个来源：一是内源性的，主要是由肝脏利用乙酸及其前体合成，是人体胆固醇的主要来源；二是外源性的，即机体从食物中吸收而来。膳食中的胆固醇全部来源于动物性食品（植物性食物不含胆固醇）。其中脑组织含量最高，如每100g猪脑含胆固醇2571mg。虽说膳食胆固醇的吸收率很低，但是过多地摄入胆固醇，也可引起血浆胆固醇水平升高。有研究表明，膳食胆固醇升高血清胆固醇的作用与饱和脂肪酸摄入量有密切关系。摄入相同量的膳食胆固醇时，饱和脂肪酸摄入量高者比饱和脂肪酸摄入量低者，其升高血清胆固醇的作用要强。另外，人体对胆固醇有着特殊的调节功能，即使不通过食物摄入，胆固醇在体内也会合成满足机体需要的量，如果胆固醇摄入过多，身体就会相应减少体内自己产生的胆固醇量，使两者达到动态平衡。未被吸收的胆固醇，通过粪便排出体外。这就可以解释，为什么有些人长期吃素食，膳食中摄入的胆固醇很低，也会出现血胆固醇增高的现象。国外的一些研究显示，若血清胆固醇含量偏低，血管壁会变得脆弱，可能引起脑出血、影响人的心理健康，造成性格改变，也可能增加癌症的发病率，尤其是与脂肪代谢有关的结肠癌与乳腺癌。由此可见，胆固醇既不能多，也不能少，需要维持在一个合适的水平。

人体血液中的胆固醇包括高密度脂蛋白胆固醇和低密度脂蛋白胆固醇。高密度脂蛋白胆固醇俗称"清道夫"或"好胆固醇"，是冠心病的保护因子。它像"汽车"一样，能够把各器官组织中的胆固醇输送到肝脏，进行吸收和有效利用。同时也能将沉积在血管壁上的"坏胆固醇"进行分解消除。相反，低密度脂蛋白胆固醇被称为"坏分子"，它们进入各个器官细胞，并不断沉积在血管壁上，形成像粥样的动脉硬化斑块，使血管腔狭窄或阻塞，引起心血管疾病。可以肯定的是，动脉粥样硬化的形成是长期的、复杂的一种过程，也是进行性、不可逆的一种行为。因此，对于人类来说，预防它的发生、发展是最重要的。

人体胆固醇水平的高低直接关系到身体健康。正常情况下，胆固醇在血液中维持一个恰当的水平，当脂质代谢发生异常或膳食胆固醇摄入量超过身体调节能力时，血液中的胆固醇浓度就会升高，亦称高胆固醇血症。这时除药物治疗外还应限制富含胆固醇的食物。但健康人群在脂质代谢正

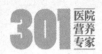

常的情况下，无需过分限制，因为胆固醇也是人体不可缺少的营养物质。一般健康人每日摄入的膳食胆固醇不宜超过300mg。但对膳食胆固醇敏感的人群和代谢障碍的人群（如罹患糖尿病、高脂血症、动脉粥样硬化、冠心病等的人群），必须强调严格控制膳食胆固醇和饱和脂肪的摄入，每日膳食胆固醇摄入量应不超过200mg。

控制胆固醇的几点建议如下：

（1）限制食物的胆固醇量，每天总摄入量小于200mg。患者应忌吃或少吃含胆固醇丰富的食物，如动物内脏（肝、脑、肾）和肥肉，其次为软体类（如鱿鱼、墨鱼等）；动物性食物可选择瘦肉、去皮禽类、奶类等，推荐经常食用鱼类，可每周2次，特别是海鱼。海参是唯一不含胆固醇的动物性食品。用大豆及其制品代替部分肉类，对降低胆固醇有利。

（2）鱼类所含的饱和脂肪酸极低，尤其是来自深海的冷水鱼类，含有大量n-3脂肪酸，可降低人体胆固醇和甘油三酯，而且还有降血压的作用。

（3）增加富含膳食纤维的食物，如粗粮（全麦、大麦、燕麦等）、蔬菜和水果等，可以减少肠内胆固醇的吸收，有调节血脂的作用，每日饮食应包含25 ~ 40g膳食纤维（其中7 ~ 13g为水溶性膳食纤维）。

（4）应多吃新鲜水果和蔬菜，它们富含维生素C、无机盐和纤维素，能够降低甘油三酯、促进胆固醇的排泄。最好每天进食新鲜蔬菜及水果达500g以上，并注意增加深绿色蔬菜比例。坚持低盐饮食，每日食盐5g以下。

（5）多吃有降低胆固醇作用的食物，如牛奶、酸奶、大蒜、洋葱、绿豆、山楂、香菇、蘑菇、木耳、海带、紫菜等。菇类中含有丰富的"香菇素"，当摄入动物性脂肪后，血液中的胆固醇就会升高，但是同时吃香菇，血液中的胆固醇不升反降，如果每天吃3 ~ 4朵香菇，就可以从中获得约100mg香菇素，起到了降脂和保健作用。

（6）改进烹调方法，多采用蒸、煮、炖、氽、熬等少油的烹调方法，少用油炸、油煎等方法，也可以选用微波烹调。

（7）保持良好的饮食习惯，饥饱适度，切忌暴饮暴食。

（8）忌烟和浓茶，最好不饮酒，如饮酒，需限量，并取得专业医师同意。

（9）适量运动，体力活动不仅能增加能量的消耗，而且可以增强机体代谢，提高某些脂代谢酶的活性，从而降低血脂。运动时应量力而行，循序渐进增加运动量，并采取适合自己的运动方式，如步行或慢跑、游泳、太极拳、骑自行车等，另外做家务也是运动的一种呢！

特别提示：鸡蛋的蛋白中基本不含胆固醇，但蛋黄中胆固醇含量较高（一个蛋黄约含200～250mg胆固醇），但不至于因噎废食。蛋黄营养丰富，富含磷脂、脂溶性维生素以及磷、铁、硫等微量元素。一般的低胆固醇饮食要求全天不超过300mg，所以完全可以隔日吃一个或每天吃半个鸡蛋。

饮食＋运动是高胆固醇血症治疗的基础，无论是否采用药物治疗，饮食＋运动都是你的最佳选择。如果患有高胆固醇血症，上述方法你都做得很好，血液中的"坏胆固醇"还是很高，可能与自身的代谢有相当大的关系，那就需要去咨询医生看是否需要服用他汀类降脂药。

第六节
养护心脏的重要营养素——辅酶Q10

辅酶Q10是一种脂溶性醌类化合物，又名泛醌、癸烯醌和维生素Q10，它作为人体中唯一的辅酶Q类物质，是生物细胞呼吸链中的重要递氢体，参与氧化磷酸化及ATP的生成过程，调控细胞氧化还原环境。辅酶Q10从复合体Ⅰ和复合体Ⅱ接受氢，将质子释放至线粒体基质内，电子传递给细胞色素，通过这一过程促进氧化磷酸化及电子的主动转移，由此形成机体能量储存的主要物质ATP。它具有抗氧化和控制细胞内氧气流动的功能，是脂质抗氧化剂、自由基清除剂和膜稳定剂，是细胞代谢的激活剂，能够提高有机体的免疫力。辅酶Q10于1957年被发现，1958年，辅酶Q10研究之父——美国得克萨斯大学的卡鲁福鲁卡斯博士认定了其化学结构，并因此获得了美国化学学会的最高荣誉——普里斯特利奖，在实际生活中，他40多年坚持服用辅酶Q10，直到91岁去世。这也使得他一直被公认为

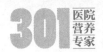

精力最充沛的教授之一。

辅酶Q10是人体中重要的一种物质，其在心肌中含量甚高，当它缺乏时会造成心脏功能的不足，导致血液循环不畅、心脏工作能力下降，最终导致心脏病。辅酶Q10对心肌的主要作用为促进细胞氧化磷酸化，改善心肌能量代谢，减轻缺血对心肌的损伤；增加心脏血的输出量；改善慢性充血状态和抗心律失常等作用，从而能保护心肌、改善心功能，为心肌提供足够的能量。临床研究表明，超过75％的心脏病患者在服用辅酶Q10后，病情显著改善。辅酶Q10是代谢激活剂，能够激活细胞呼吸，可以为心肌细胞和脑细胞提供充足的氧气和能量，使细胞保持良好健康的状态，因此能预防心血管事件发生。有实验证实，辅酶Q10对东莨菪碱所致的学习记忆损害有显著改善作用，能显著提高大鼠空间辨别学习记忆能力。因此，辅酶Q10对预防心血管疾病如冠心病、心绞痛、高血压，甚至心律失常、心力衰竭均由不同程度的有益影响。

此外，降血脂药他汀类药物在降低血脂的同时，会阻断人体对辅酶Q10的自主合成。因此，血脂高的人在服用他汀类药物时，最好同时服用辅酶Q10才能更好地起到降脂作用。辅酶Q10能降低对人体有害的低密度脂蛋白含量，防止低密度脂蛋白透过内皮细胞深入内皮细胞间隙，减少动脉内壁脂质的形成，防止脂质在血管内膜形成动脉粥样硬化斑块，同时提高高密度脂蛋白活性，调节血脂和预防动脉粥样硬化形成。

另一方面，许多研究表明，辅酶Q10在防护神经系统疾病方面也发挥着重要作用。如可改善帕金森病患者的线粒体功能障碍，减慢帕金森病发展的同时减轻症状。外源性的辅酶Q10能改善病变组织的辅酶Q10缺乏，能通过血脑屏障，减少细胞凋亡，稳定细胞膜，维持钙离子通道完整以减少细胞损伤，减缓多巴胺对线粒体的损伤，起到保护神经的作用。目前还有关于辅酶Q10对某些遗传代谢病如肌肉萎缩侧索硬化症（ALS）、亨廷顿舞蹈症（HD）等的干预研究，认为辅酶Q10对于治疗这些疾病具有一定的效果，或者延缓其恶化。

从事辅酶Q10研究的一些专家认为，许多人特别是老年人和从事激烈运动的人会缺乏辅酶Q10，并可从补充中获益，表明辅酶Q10作为唯一体内合成的脂溶性抗氧化剂在抗衰老、抗疲劳，维持机体的青春及活力方面的卓越作用。对健康维持防护的推荐的每日剂量为40mg，疾病治疗状态下每日补充的最高剂量为400mg。研究者表示："类维生素辅酶Q10可能是新世纪细胞、生化治疗的'引路人'，它是对现行医疗方法的补充和延伸。"

综上，辅酶Q10是天然存在于人体内细胞的成分，它存在于体内细胞的线粒体内膜上，是人体调节细胞代谢的重要物质，还是直接影响身体的免疫系统和老化过程的重要物质，如果人体内缺乏辅酶Q10，身体就会出现很多的健康问题，如心律失常、心衰、心脏病发作、脑卒中、高血压或肌肉萎缩等症状。辅酶Q10最杰出的功能特性就是强壮心脏和保护心血管系统，所以主要适用以下人群的补充：大运动量运动员、心血管疾病患者及生活紧张焦虑的亚健康状态人群等。当然，如何精准化补充，建议咨询专业医护人员或专业营养师。

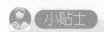

由"心脑同治"到"心脑同护"的健康营养理念

目前，心脑共患疾病已成为十分突出的健康问题，同时合并心、脑疾病的患者数量及就诊需求急剧增加。中国医学科学院阜外医院心律失常中心主任、心律失常一病区主任姚焰在主题为"正确认识房颤，守护心脑健康"的演讲中表示，房颤的头号危害就是脑卒中。这两个器官任何一个发生了问题，都将影响到人的整体健康。为了最大程度保证患者的生活质量，心脑应同防共治，从预防到及时救治再到规范治疗，都要同步进行，而且要做好长期预防，防止脑卒中复发。

心脑血管疾病是最常见的威胁中老年人身体健康的疾病。现代医学认为心、脑之间关系密切，二者之间通过神经反射、体液调节等来协调彼此的功能。心、脑疾病具有相同的致病因素、病理机制等，心脏血管病和脑血管病会合并出现而双重危及健康或生命，治疗上应同时、同药、同补（营养补充剂）。"见心病兼护脑，见脑病兼护心"这种相兼调理保护可称为"心脑同护"。

简而言之，护心护脑，健康更好。

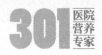

第七节

节制饮酒

酒是以粮食为原料发酵酿造而成的。其主要成分是乙醇，也叫酒精，溶于水及脂类，进入人体后可快速扩散而通过细胞膜进入细胞。摄入的乙醇很快被吸收，其中一部分在胃部就被吸收，随即分布于全身体液。人体对乙醇的耐受性在个体间有很大差异。吸收后的乙醇可随着呼吸和尿液排出，但排出量很小。乙醇主要在肝内代谢，首先被乙醇脱氢酶氧化为乙醛，再被乙醛脱氢酶转变为乙酸，后者或作为能量被利用，或用于脂肪酸与胆固醇的合成。

根据世界卫生组织（WHO，2014年）的报告，饮酒与64种疾病和伤害有关。乙醇对身体的影响可分为急性及慢性作用，急性作用主要表现为急性中毒，如胰腺炎；慢性作用指长年累月大量饮酒，超过肝脏的代谢能力，而引起的各系统损害。那么乙醇考验下的血管会发生哪些变化？能引起哪些疾病呢？

① 血管内皮细胞作为血管的内衬，形成光滑面，便于血液流动，内皮的增殖和迁移对维持血管功能发挥着重要作用，高剂量的乙醇抑制了内皮细胞的功能，使心血管功能受损。

② 血管平滑肌细胞是构成血管壁组织结构及维持血管张力的主要细胞成分，基本功能是参与调节血管直径，适当浓度的乙醇作用可以抑制平滑肌细胞新生内膜形成，而持续过度饮酒可使动脉内膜增厚，管腔变窄，使血压升高。

③ 适度的乙醇摄入可以降低血小板聚集和黏附，对血管起保护作用；但过度饮酒可以导致促凝血状态，血浆中因子Ⅶ、纤维蛋白溶解酶和黏稠度增加，从而限制动脉内血流，产生炎性反应，形成动脉粥样硬化斑块。

④ 乙醇会改变心肌细胞膜的渗透性和组成，干扰受体和细胞内

瞬变，诱导氧化代谢和能量损伤，减少蛋白质合成、兴奋-收缩偶联，增加细胞凋亡，减少心肌细胞再生，抑制心肌细胞的保护和修复机制。

乙醇对细胞和血管这些作用，是发生高血压、冠心病和脑血管相关疾病的病理基础。乙醇可以作为能量被机体所利用，每克乙醇含有7kcal能量，虽然乙醇在体内不能直接转换为脂肪，但其产生的能量可以替代食物中脂肪、糖类和蛋白质的能量在体内代谢。长期大量饮酒的人机体营养状况低下。一方面大量饮酒可以使糖类、蛋白质及脂肪的摄入量减少，维生素、矿物质的摄入不能满足要求；另一方面大量饮酒也可以造成肠黏膜的损伤及肝脏功能的损害，从而影响几乎所有营养物质的消化、吸收和转运。比如，富含乙醇的蒸馏酒（白酒）完全不含有维生素B_1，但身体代谢乙醇却需要维生素B_1的帮助，同时，乙醇还会干扰维生素B_1的吸收，促进其排泄。在酗酒者当中，维生素B_1缺乏的比例高达80%，这也是他们发生神经系统功能障碍的原因之一。维生素B_1缺乏也可引起心脏功能失调，导致心脏扩张、肥厚，心肌水肿等。另外，饮酒还会增加患乳腺癌和消化道癌症的风险，长期过量饮酒易致骨质疏松，乙醇依赖、成瘾以及其他严重的健康问题。

有充分证据表明，每天摄入乙醇5～25g对心血管有保护作用，但是无论是啤酒、白酒还是葡萄酒，所有乙醇饮品在限量范围内都只与冠心病低风险有关，并不适用于其他心血管疾病，也不提倡已经罹患心血管疾病的患者饮酒。应当清楚，每次大量饮酒以致醉酒，都是对健康特别是对肝脏的严重损害，因此，一定要倡导文明饮酒，不提倡过度劝酒，切忌一醉方休或借酒浇愁的不良饮酒习惯。如要饮酒尽量少喝，饮酒时不宜同饮碳酸饮料，碳酸饮料可加速乙醇的吸收；高脂血症、高血压、冠心病等心脑血管疾病患者应忌酒。

2012年中国居民营养与健康状况监测结果显示，我国成年居民饮酒率32.8%，其中男性饮酒率为52.6%，女性为12.4%，城市高于农村。《中国居民膳食指南（2022）》建议，成人如饮酒，一天最大饮用酒的酒精量不超过15g，相当于啤酒450mL，或葡萄酒150mL，或38度的白酒50mL，或高度白酒30mL，并提示"任何形式的酒精对人体都无益处"。

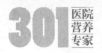

乙醇是一种中枢神经抑制剂，是世界公认的、最常用的成瘾物质。中国的乙醇饮料增长速度比世界上其他任何地区都快，乙醇相关问题的形式令人担忧。在经济高速发展的今天，社会交往日益增多，迎来送往之时，饮酒成为一种沟通感情的方式，面对快节奏的生活和紧张的工作，饮酒也是一种消遣方式。但是这都不能成为过量饮酒损害健康的理由。为了自己和他人的健康，为了家人和彼此的幸福，嗜酒者需要戒酒，不饮酒者请勿尝试饮酒，饮酒者一定要节制饮酒，这种节制不能以醉酒为界，而是要以不损害健康的为限。

第八节

盐少一点

高血压是心脑血管疾病的第一危险因素。而高钠低钾的膳食是我国大多数高血压患者发病最主要的危险因素。临床高血压的干预治疗证实，当食盐摄入增加时，血压就升高。如果每天食盐摄入量减少2.4g，健康人的平均收缩压可下降0.3kPa（2.3mmHg），舒张压可降低0.19kPa（1.4mmHg）；而高血压患者的收缩压平均可降低0.77kPa（5.8mmHg），舒张压可降低0.33kPa（2.5mmHg）。50岁以上的人和有家族性高血压的人，其血压对食盐摄入量的变化更为敏感，膳食中的盐如果增加或减少，血压也会随之改变。我国北方居民食盐量多于南方，高血压发病率也呈北高南低趋势。另外，高盐饮食改变了血压昼高夜低的变化规律，变成昼高夜也高，发生心血管意外的危险性大大增加；高盐也使得患脑卒中的风险增加了23%，每增加摄入1.15g的钠可增加脑卒中的发病率6%，虽然单一的纯高血压的死亡率并不高，但是高血压后期总会患上心血管疾病而危及生命。倡导清淡少盐膳食是预防高血压的当务之急。

盐，被称为"百味之祖"，上古时期，黄帝之臣宿沙氏初煮海水为盐，曰为大盐、食盐，亦呼为海砂。其主要成分是氯化钠（NaCl），也是人体最基本的电解质。通常，成人体内钠含量占体重的0.15%。人体钠的主要来源为食物，主要在小肠吸收，故粪便中含钠量很少，吸收后主要存在于细胞外液。正常情况下，每日摄入的钠只有小部分是身体所需，大部分通过肾脏从尿中排出。当钠摄入过多时，尿钠排泄增加；反之，当钠摄入不足甚至极低时，钠的排出也相应减少。钠还可从汗液中排出。

钠离子和氯离子都存在于细胞外液中，钾离子存在于细胞内液中，正常人体能使细胞外钠与细胞内钾之间维持适当的平衡，并能调节水平衡。当钠离子和氯离子增多时，由于渗透压的改变，引起细胞外液增多，使钠和水潴留，细胞间液和血容量增加，同时回心血量、心室充盈量和排出量均增加，可使血压升高。

如果细胞内钠含量增加，则水进入细胞内，使细胞内水量超过正常，造成细胞水肿，小动脉壁平滑肌细胞肿胀后，一方面可使管腔狭窄，外周阻力加大；另一方面使小动脉壁对血液中的收缩血管物质（如肾上腺素、去甲肾上腺素、血管紧张素）反应性增加，引起小动脉痉挛，使全身各处细小动脉阻力增加，血压升高。

因此，减少膳食中食盐摄入量是开展高血压一级预防最简便、经济、有效的措施。《中国居民膳食指南（2022）》建议健康成年人每天食盐的摄入量不超过5g，5g食盐约含钠2000mg，氯3000mg，可满足人体对钠和氯的需要。预防慢性病钠的摄入量不要超过2000mg。糖尿病或高血压患者每天盐的摄入量不宜超过3g，高血压、糖尿病并存的患者及肾脏疾病患者每天盐的摄入量不要超过2g。不同年龄段人群食盐推荐摄入量如表3-1所示。

表3-1 不同年龄段人群食盐推荐摄入量

人群	幼儿		儿童			成人	
年龄/岁	2—	4—	7—	11—	14—	18—	65—
摄入量/(g/d)	<2	<3	<4	<5	<5	<5	<5

食物中钠的来源可分为两大类，即天然存在于食物中的盐和在加工制备食物过程中或餐桌上随意加入的盐。天然存在于食物中的钠含量有很大差异，一般动物性食物钠含量高于植物性食物，每日膳食摄入量包

括食物本身含盐量和加工处理时加入的盐或含钠的复合物的总盐量。要控制高血压，就要控制食盐的摄入量，控制越早，效果越好，低盐饮食为全天摄入钠2000mg以内。另外，要注意隐形盐问题。隐形盐指酱油、酱类、咸菜以及高盐食品中看不见的盐。一些食品食用量很少，却占成年人全天钠摄入量的1/3，如10mL酱油（1.6～1.7g盐），10g豆瓣酱（1.5g盐），一小袋15g榨菜、酱大头菜、冬菜（约1.6g盐），20g一块的腐乳（1.5g盐）。高盐食品指钠含量≥800mg/100g的食品。1g盐=400mg钠。

实践证明，在高血压的早期或轻度高血压患者，单纯限盐即可能使血压恢复正常，而对中、重度高血压患者，限制盐的摄入量，不仅可提高其他降压药物的疗效，还可使降压药物的剂量减小，这样可大大减小降压药物的副作用和药品费用。而且长期高盐摄入还可能增加胃癌的发病风险。所以不管是从预防胃癌和高血压的角度，还是治疗高血压，都需要我们开始低盐饮食。

减盐六妙招：第一招，学习量化，使用限盐勺，逐渐减少用量；第二招，替代法，烹调时多用醋、柠檬汁、香料、姜等调味，替代一部分盐和酱油；第三招，适量的肉，肉类烹调时用盐较多，适量食用可减少盐的摄入，相反，蔬菜不易吸盐；第四招，烹饪方法多样，多采用蒸、煮、烤等烹调方式，享受食物的天然味道，不是每道菜都需要加盐；第五招，恰当使用高钾低钠盐，用钾代替了部分钠，但要注意，低钠盐并不适合高钾血症的患者；第六招，学会看营养标签，远离加工食品，营养标签中钠是强制标示项目，购买时应引起注意。一般而言，超过钠30%NRV（营养素参考数值）的食品需要注意少购少吃。

生命来自海洋，在钠丰富的环境中开始，然后又回到钠较缺乏的陆地；人类在进化过程中，从爬行到直立行走需要维持一定的血压，钠和血压在生命之初就存在着紧密的联系。高盐摄入是导致高血压的罪魁祸首，真的是"咸一点，高一点"。请从改变口味开始，让自己吃得淡一点，那么一定会离高血压远一点！

第九节

戒烟

一、吸烟的坏处

常听人说"饭后一支烟，赛过活神仙"，这种感觉是真的吗？答案是肯定的。科学的解释是这样的：饭后，胃肠蠕动加强，热量增加，人体各器官处于兴奋状态，血液循环加快。此时吸烟后少量的尼古丁即可快速作用于神经系统，产生一时性的麻痹效应，导致神经系统的抑制与麻痹，大脑的思维、记忆与判断等功能都相应减弱，使人感到舒服与松弛，也就有了飘飘欲仙般的感觉。但科学研究还证明，这种感觉只是一种暂时的兴奋现象，而且烟草燃烧产生的一氧化碳与血液中的血红蛋白结合成碳氧血红蛋白，使原来的血红蛋白失去运载氧的能力，影响氧的运输和供给，由此造成缺氧状态，将对动脉内膜产生病理性的刺激，使局部的通透性增加，脂类更容易沉积于动脉壁中。烟草烟雾中含有4000多种化学物质，250多种有毒有害物质，其中有60多种物质具有致癌性，尼古丁是致成瘾的主要物质；焦油是引起肺癌和喉癌的主要原因。二手烟雾与吸烟者本人吸入的烟雾相比，很多致癌和有毒化学物质的浓度更高。烟草烟雾中的尼古丁、一氧化碳、氧自由基、多环芳香烃及丁二烯与心血管系统的损害直接相关。

（1）烟草烟雾中的氧自由基和尼古丁促进白细胞和单核细胞黏附到血管壁，导致内皮细胞分泌的促凝因子和抗凝因子失衡以及抗栓因子分泌减少，导致血管内皮功能损害，主要表现为血管内皮舒张功能受损和促使炎症发生，产生血管痉挛等机制，导致血压升高。

（2）吸烟使内皮细胞分泌一氧化氮减少致血小板激活，血小板释放大量的血栓素A2，促进血小板黏附聚集，形成小斑块，当斑块内组织因子、血管细胞间黏附分子生成增加，单核巨噬细胞聚集增加，形成动脉粥样硬化。吸烟还可致斑块中基质金属蛋白酶活性增加，导致斑块不稳定，致使

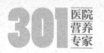
血栓形成。

（3）吸烟导致机体处于炎症状态，使体内白细胞、C反应蛋白、纤维蛋白原增加。

（4）尼古丁还可促使钙盐、胆固醇等在血管壁沉积，加速动脉粥样硬化的发生发展。

（5）尼古丁刺激血管内的化学感受器，使中枢神经和交感神经兴奋，导致心率增加，同时也促进肾上腺释放大量的儿茶酚胺，使小动脉收缩，收缩压升高。

吸烟造成心血管疾病发病年轻化，使首次发生急性心肌梗死时间提前10年，使冠心病的患病危险增加2倍，使急性心肌梗死患病风险增加最高达7倍，且与吸烟量呈线性关系，即使每日吸烟＜5支，急性心肌梗死风险也增加40%。人群越年轻，吸烟的相对危害越大。60岁以上吸烟者冠心病相对危险增加2倍，而50岁以下吸烟者冠心病的相对危险增加5倍。事实证明，吸烟史越久危险性越大。

控制烟草使用和加强戒烟宣教是我国预防和控制心血管病最经济有效的措施。吸烟常常被认为是单纯的个人选择。然而事实并非如此，在充分认识到了吸烟的健康危害后，多数吸烟者都有戒烟的意愿，但往往因为尼古丁的成瘾性而难以戒除。在条件允许的情况下，应同时使用戒烟药物治疗及戒烟劝导和咨询措施。

二、戒烟的好处

世界卫生组织已确认，烟草是目前对人类健康的最大威胁之一。戒烟可降低或消除吸烟导致的健康危害，任何人在任何年龄戒烟均可获益，且戒烟越早、持续时间越长，健康获益就越大。

戒烟对心血管系统的益处：

1. 短期（＜1年）获益

（1）戒烟使白细胞计数下降，血小板聚集率下降，血纤维蛋白原浓度下降，血高密度脂蛋白水平增加，使动脉顺应性改善，使心肌梗死患者冠状动脉内皮功能改善。

（2）戒烟2个月，血压和心率开始下降；戒烟6个月，心血管疾病各危险参数值降低、动脉僵硬度改善；戒烟1年，冠心病发病风险降低50%。

（3）戒烟1年后脑卒中再发危险性降低20%，戒烟5年后脑卒中再发危险性降到与不吸烟者相同。

2. 长期（>1年）获益

（1）戒烟使冠心病远期死亡风险降低36%，远高于任何一项其他二级预防措施（他汀类药物降29%，β受体阻滞剂降低23%，血管转换酶抑制剂降低23%，阿司匹林降低15%）。使心肌梗死后的死亡风险降46%。

（2）戒烟使冠脉介入治疗后心血管死亡相对风险降低44%，使冠脉旁路移植术后心血管死亡相对风险降低75%，再血管化相对风险降低41%。

（3）戒烟者与持续吸烟者相比，发生心脏骤停的绝对风险降低8%。

（4）戒烟使间歇性跛行静息痛发生率降低16%。

一般认为，从正常动脉到无症状的动脉粥样硬化或者动脉狭窄需要十余年到几十年时间，而从无症状的动脉粥样硬化到有症状的动脉粥样硬化（如冠心病或脑卒中）时间极短，甚至只需几分钟，速度之快使很多患者措手不及，就因为毫无准备，也没有采取必要的预防措施，突发疾病后死亡率非常高。心脑血管疾病虽然发病急骤，病情凶险，但并不是不可预防的。控制血压和血脂是关键。而戒烟是控制血压、血脂最经济、有效的干预措施。一系列让人心痛的数据让我们充分认识到了吸烟的危害，也更加充分认识到了戒烟的益处。香烟真的不香，"饭后一支烟，血管要玩完"，请熄灭你手中已经燃起的香烟，让戒烟成为一种习惯！

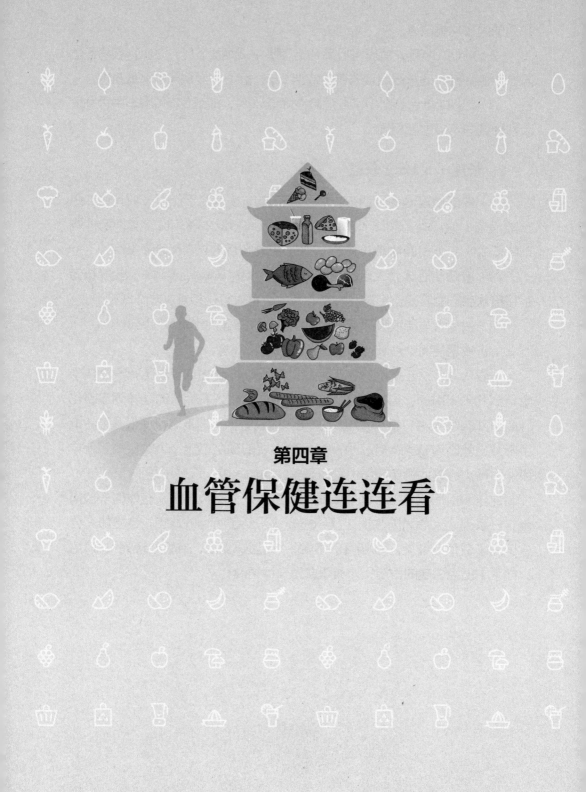

第四章

血管保健连连看

第一节

看看你的血管是否年轻

"人与动脉同寿"的意思说：当人体动脉不断硬化阻塞，最后脏器（心脑）梗死，坏死之日，就是人的寿终正寝之时，它是人类健康的"头号杀手"。

人体中，心脏就如同一个四居室小屋，结构精密。当房屋出现质量问题时，心脏的健康就会亮起红灯，而血管老化就是一个极为重要的心脏问题。血管老化引起的疾病有：

① 高血压：心悸、头晕、耳鸣，如果不是没睡好，就有可能是高血压，长期血压过大，血管壁老化加速，就会引起心血管堵塞。

② 糖尿病：高血糖不仅累及微血管，也能导致大血管病变，其危害不在高血压之下，其脑卒中的发生率比正常人高2～5倍。因此，定期查验血糖也是保护血管的有效一招。

③ 高脂血症：无论是高胆固醇、高甘油三酯或高低密度脂蛋白，都会增加脑卒中的发病危险，予以调节也是大有必要的。

④ 肥胖：肥胖易与糖尿病、高脂血症、高血压等结缘，从而使血管老化的程度大大提速。因此，无论男女不要将减肥只定位在求美的层次上，而应从血管健康的高度来认识，并付诸实践。

可见，血管老化在日常生活中多么常见，却又猝不及防。

那么在日常生活中如何了解自己的血管年轻还是老化，血管老化常与下列因素或症状有关：

① 情绪压抑；

② 过于较真；

③ 嗜吃方便面及饼干、点心；

④ 偏食肉类食品；

⑤ 不愿运动；

⑥ 每天吸烟支数乘以年龄超过400；

⑦ 爬楼梯时胸痛；

⑧ 手足发凉，有麻木感；

⑨ 忘性大，经常丢三落四；

⑩ 血压升高；

⑪ 胆固醇或血糖升高；

⑫ 亲属中有人死于冠心病或脑卒中。

如果你只符合以上1～4项，说明你的血管年龄尚属年轻，应该继续保持；如果符合5～7项，提示你的血管年龄超过生理年龄10岁以上；如果符合8～12项，你的血管年龄将比生理年龄大20岁以上。后两种情况的出现提示你患糖尿病、心脏病、脑卒中的概率较大，这个时候你应该怎么办呢，建议如下。

1. 给血管"洗个澡"，健康活到老

（1）运动给血管"洗澡"。生命在于运动，运动是永恒的话题。运动可以很好地锻炼血管，提高血管运输血液的能力，延缓血管病变，使血管更年轻。

（2）睡眠给血管"洗澡"。充足的睡眠不仅可以拥有清醒的大脑，还可保护血管。

第一，睡眠让血管放松。睡眠使人体血液流动稳定，让血管从紧张中摆脱出来，并使血液流动更加畅通。

第二，睡眠可以降低胆固醇。胆固醇是血管粥样硬化的杀手，充足的睡眠能降低胆固醇，避免血管壁内的"垃圾"沉淀。

（3）喝水给血管"洗澡"。上班一族经常忙起来忘记喝水，这是不好的现象。水是身体的重要组成部分，水可以清洗身体，也是清洗血管的一大法宝。

第一，喝水可以降低血液的黏度，减少血小板在血管壁上的停留，避免血栓的形成。从而拥有年轻干净的血管。

第二，喝水可以加速身体的新陈代谢，减少血液内毒素的停留，使血管更健康。

第三，喝水间接地促使上班族运动，上班族很容易因为久坐而患上疾病，喝水多去厕所，走路的同时，有助血管健康。

而且喝水可以增加饱腹感，减少食物的摄入，避免肥胖和高脂血症等疾病，从另一方面保护血管。

2. 好的休息，才有好的身体

保证足够的睡眠和休息时间，劳逸结合，避免过多的脑力活动。

3. 血压监测很重要

血管疾病对血压的监测尤其重要，至少每周一次，坚持测量。

4. 戒烟，限酒

戒烟可降低或消除吸烟导致的健康危害，是控制血压、血脂最经济有效的干预措施。嗜酒者需要戒酒，不饮酒者请勿尝试饮酒，饮酒者要节制。嗜酒是常见不良嗜好，它与冠心病、心律失常、心力衰竭等密切相关，尤其是与猝死型冠心病密切相关，戒除后发生危险性减小，是一种有效的防御措施。

5. 心脏健康，要依靠心理保健

心血管病多为慢性病，病程较长，还会有多种并发症，对生活质量有不同程度的影响。要树立正确的人生观，要保持乐观向上的良好心态。

6. 坚持按照医嘱服用药物

7. 定期复查

第二节
心脑血管疾病十大预兆

据《中国心血管健康与疾病报告（2020）》显示，我国心脑血管疾病患病率处于持续上升阶段。推算心脑血管病现患人数3.3亿，其中脑卒中

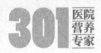

1300万，冠心病1139万。冠心病和脑卒中是心脑血管疾病死亡的两大主要原因，其基本病因是动脉粥样硬化。动脉粥样硬化会对人体多个器官产生影响，尤其是心脏和大脑。发生在这两个人体最重要器官上的疾病，虽在临床上有不同的表现，治疗上也有区别，但是并不是各自为政，相互孤立的，相反，二者之间有着互为因果、彼此牵绊的密切联系。

对冠心病和脑卒中发出的早期预警信号做到早发现，可有效降低心血管疾病的死亡率。

1. 冠心病十大预兆

① 经常感到头晕、胸部不适。

② 用力过猛或劳累时感到心前区疼痛或左肩、左臂、背部疼痛。

③ 晨起时突然坐起来感到胸部难受。

④ 饭后感到胸骨后憋胀。

⑤ 晚上睡觉时感到胸闷，难以入睡。

⑥ 情绪激动时明显感到心跳加快，有不适感。

⑦ 走路稍快、稍多一点就会胸闷气短、心跳加剧。

⑧ 不定时会感到胸部闷胀，几分钟后消失。

⑨ 容易疲乏，进行简单的体力活动就感到体力不支。

⑩ 浑身无力，不愿说话。

当出现以上症状时说明已经有冠心病的倾向了，应该预防，并及时去医院检查。

冠心病还有可改变和不可改变的因素预警。

不可改变因素有：种族、性别、遗传基因、年龄增长。

可改变因素有：高血压、高脂血症、糖尿病、吸烟、肥胖、颈动脉杂音、C反应蛋白增高。

当有以上情况时，应该做到早期强化干预治疗从而减少心血管疾病事件的发生。

2. 脑卒中十大预兆

① 常感到头晕，天旋地转，站立不稳，类似于喝酒后站立不稳的感

觉；或者头痛、耳鸣、看不清东西、眼前发黑。

② 记忆力明显下降，注意力不集中，反应迟钝。

③ 手脚麻木，对冷水和热水的感觉迟钝。

④ 手经常发抖，难以完成如穿针之类的精细动作。

⑤ 发现自己口舌僵硬、舌头膨大，说话有些困难，甚至舌头痛、吞咽困难。

⑥ 控制不住地流口水，喝水与进食后还易发生呛咳。

⑦ 睡眠质量差，多梦，且醒后感觉很累，即使是白天精神头很好也有明显的睡意。

⑧ 控制不住情绪，情绪低落，经常哭笑。

⑨ 脾气变急躁，容易发火，容易流鼻血。

⑩ 多次莫名其妙地摔倒，行走不稳。

以上症状出现三个以上就要小心了，要及时去医院检查，并进行积极有效的干预。

第三节
维护血管健康的好习惯和坏习惯

有人形象地把血管比作"生命的蜡烛"，这些都说明了人的寿命与血管健康的密切关系。那么，人们应该如何维护血管的健康呢？若想有一个好的血管又要注意些什么呢？

一、好习惯

1. 饮食上控制糖类

日常饮食中要减少糖类的摄取。糖类分解的糖分能被人体迅速吸收，令血糖值急升，导致胰岛素过度分泌。而胰岛素具有把糖分转化成甘油三酯的特性，从而会使血液变黏稠，同时过多的胰岛素也会影响糖类与脂肪

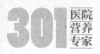

的代谢，从而引起心血管疾病。

2. 注意进食顺序

肥胖是导致血管功能退化的主要原因。要避免肥胖，就要注意一下进食的顺序。正确的进食顺序是先吃蔬菜、海藻类、蘑菇等热量少、消化需要一定时间的食物。每口食物咀嚼30次以上然后咽下，能在血糖值上升前就有饱腹感；随后再吃主食和肉类，就能防止血糖值上升过快以及热量摄取过量。

3. 增强血管功能运动

专家提倡，进行包括类似原地踏步的慢跑等有氧运动，慢慢舒展肌肉、关节的柔软体操，轻微的肌力锻炼等。这类运动犹如给硬邦邦的面团掺水一样可使肌肉柔软，改善血液循环，抑制交感神经活动，使人镇静。

4. 精神放松

突然的精神压力可能引起血管内皮功能障碍，内皮功能障碍使血管的扩张能力受损，最后导致血管不能随血液需求的变化而调整其功能，增加了心血管事件的发生率。

5. 年年进行血管检查

女性在长期服用避孕药后可诱发静脉血栓，因此最好每年做一次下肢血管的检查。

血管使用年限决定寿命，血管畅通是人体健康的基础，不同的生活习惯会对血管健康造成巨大影响，所以不要做伤害血管的事，要保护好血管。

二、坏习惯

1. 饮食过量

暴饮暴食，吃得过饱，不仅会加重胃肠负担，还会导致营养物质摄入过多而过剩，多余的脂质不仅会沉积在血管壁上堵塞血管，还会增加血液黏稠度，容易引发血栓。因此，建议吃饭最好吃七分饱，平时饮食中少吃烧烤、腌制的加工类食品和油炸食品，应少肉多菜，避免营养素摄入过多，造成代谢紊乱，产生高脂血症、肥胖症、糖尿病等。

2. 长期吸烟

香烟中含有尼古丁、一氧化碳、氧自由基、多环芳香烃及丁二烯等多种有害物质，它们通过肺泡与血液中的气体进行交换，到达血管，干扰血液中的脂肪代谢，破坏血管弹性，损害血管内皮，导致动脉粥样硬化的发生、发展以及血栓的形成。

3. 久坐不动

长期不运动，血管里面的"垃圾"就没有办法排出，多余的脂肪、胆固醇、糖分等囤积在血液中，使血液变得浓稠，最终堵塞血管。

4. 长期熬夜

熬夜会使机体过多地分泌肾上腺素和去甲肾上腺素，造成血管收缩、血液流动缓慢，血液变得黏稠，血液里的垃圾和毒素、氧自由基等明显增加。长期熬夜者的血压、心率调节会呈现为高负荷状态，血管收缩和免疫调节功能也会出现异常。熬夜者可能会出现心脏一过性缺血，同时冠状动脉粥样硬化以及斑块不稳定的风险也大大增加。

5. 压力大

"压力山大"是不少现代人的通病，也是血管的敌人之一。长期压力过大并得不到释放、缓解，将导致各种心脑血管疾病。虽然说压力的应激是短暂的，属于急性应激，但反复发作的急性应激会引起冠状动脉炎症，甚至导致心脏病发作。

6. 喜食油腻食物

动脉粥样硬化最常见的症状就是动脉管壁增厚、变硬、失去弹性，进

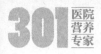

而出现管腔变得狭窄。我们的日常饮食中都含有一定的油脂，如果油腻食物吃得太多，就会使过多的油脂沉积于血管壁上，诱发动脉粥样硬化和其他心血管病变。

7. 摄入过多的盐

研究发现，吃完含盐量多的食物，短短30分钟后血管扩张能力就会受到影响，进而让心脏受伤。即使原本血压正常，食盐摄入过多，也会迅速对血管产生伤害。正常情况下，心脏通过血管泵出血液时会产生一氧化氮，可使血管放松、顺畅血流。而食盐和脂肪会阻碍一氧化氮的释放，妨碍血管的扩张能力，增加罹患动脉粥样硬化的风险。

血管畅通是人类健康的基础，我们应该好好保护血管，延长寿命。

第四节
血管清道夫

一、n-3脂肪酸的作用

研究证明，n-3脂肪酸是人体内的"血管清理工"，能够专门清理血液里面的垃圾毒素，抑制血小板凝集，阻抑动脉粥样硬化斑块和血栓的形成，从而排除心血管疾病的隐患。

1. 最强血液清洁工

n-3脂肪酸是一种多不饱和脂肪酸，能够专门清理血液内的垃圾毒素，把多余脂肪、糖类、代谢废物统统分解，排出体外。

2. 溶解血栓、软化血管

经过研究发现，n-3脂肪酸还能修复受损细胞，能够清除血管里的血栓、粥样硬化斑块，剥离附着在血管壁上的糖类、脂类物质，软化并恢复血管弹性。

3. 血脂、血糖等下降看得见

通过补充n-3脂肪酸，可降低血压、胆固醇、甘油三酯、低密度脂蛋白、血糖等指标。

4. 心脑血管疾病症状改善明显

平常头晕、迷糊、乏力、失眠、便秘、记忆力不集中等，通过补充n-3脂肪酸之后，都会有所改善，有的人吃得香睡得好，有的人二便通畅。

二、餐桌上的清道夫

血液是滋养身体的源泉，它流遍全身的组织和器官，但随着年龄的增长，身体中的垃圾越来越多，从而影响健康。注意科学饮食，改善膳食结构，加强体育锻炼，血管硬化可望得到延缓和逆转。可以通过餐桌上血管"清道夫"来辅助身体清理垃圾。

1. 多吃富含叶酸的食物

膳食中若缺乏叶酸及维生素B_6、维生素B_{12}，会使血中半胱氨酸水平升高，易损伤血管内皮细胞，促使动脉粥样硬化斑块形成。富含叶酸的食物有红苋菜、菠菜、龙须菜、芦笋、豆类及苹果、柑橘等。

2. 多吃天然抗凝与降脂食物

具有抑制血小板聚集和一定抗凝作用的食物有黑木耳、洋葱、茼蒿、香菇、草莓、菠萝等；番茄、葡萄、橘子中含少量类似阿司匹林的水杨酸抗凝物质；降脂食物有香芹、胡萝卜、山楂、紫菜、海带等。

3. 多吃鱼肉和鱼油好处多

鱼肉富含甲硫氨酸、赖氨酸、脯氨酸及牛磺酸，有改善血管弹性、顺应性及促进钠盐排泄的作用。富含n-3多不饱和脂肪酸的鱼油还有保护血管内皮细胞、减少脂质沉积及改善纤溶的功能。

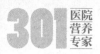

4. 多吃富含膳食纤维的食物

水果和蔬菜中含有丰富的膳食纤维，有助于降低胆固醇，对调节血脂有很好的作用。

5. 多吃富含花青素的食物

花青素，能够清除体内自由基，抗氧化、抗衰老，降低胆固醇，并且花青素在酸性条件下更稳定。富含花青素的食物有紫米、黑米、紫薯、黑豆、桑葚等。

第五节
血脂减排专家

高脂血症是冠心病、心肌梗死、心脏性猝死、脑卒中等心脑血管疾病发病的潜在危险因素，严重威胁着人类健康。目前，在临床上常用的一线用药多为化学药，虽然疗效显著，但长期使用成本昂贵且副作用大，限制其长期的临床应用，因此人们越来越倾向于寻找天然来源的降血脂物质。世界卫生组织推荐预防心血管疾病，蔬菜水果的摄入量≥400g/d。大量研究表明，膳食纤维可减少食物中脂肪酸和胆固醇吸收、干扰胆汁酸代谢、改变肝脏脂质代谢等，在降低血脂方面发挥作用。

一、蔬菜和水果

《中国居民膳食指南（2022）》推荐多吃蔬菜水果，提倡餐餐有蔬菜，保证每天摄入不少于300g的新鲜蔬菜，其中深色蔬菜应占1/2；提倡天天吃水果，推荐每天摄入200 ~ 350g的新鲜水果，果汁不能代替鲜果。据2015年中国成人慢性病与营养监测数据显示，我国成年居民平均每日蔬菜摄入量为265.9g，水果摄入量为38.1g。这与我国膳食指南所推荐的标准还有一定的差距。世界卫生组织推荐预防心脑血管疾病，蔬菜和水果的摄入量

≥400g/d。

蔬菜和水果能提供人体所需的多种维生素、微量元素、膳食纤维。作为饮食的重要组成成分，蔬菜和水果是活性成分的重要来源。大量流行病学研究表明，蔬菜和水果摄入量的增加可显著降低诸如冠心病、糖尿病、脑卒中等非传染性疾病的发病风险。在控制其他因素的情况下，新鲜水果摄入对于男性动脉粥样硬化性心血管病的发病具有独立保护作用。对高胆固醇血症研究显示，每天摄入两个柑橘类水果比不摄入可使血浆胆固醇和甘油三酯分别降低16.1%和24.7%。

天然的蔬菜和水果的颜色很丰富，人体所需的各种抗氧化物质，也大多存在于红、橙、紫、黄色各种蔬果中，如胡萝卜素、叶黄素、花青素、茄红素等，各色的蔬果对人体的健康都有益处。

1. 黄色系的蔬果：β-胡萝卜素

橘黄色和黄色的蔬果中，不仅富含维生素C，还有充足的β-胡萝卜素；不仅可抗氧化，还可提高免疫力；对于视力保健也很重要，更有一定的抗病、防癌和减肥的效果。这类的蔬果包括杧果、胡萝卜、红薯、凤梨、木瓜、阳桃、柿子、南瓜、彩椒、韭黄、黄花菜等。

2. 绿色系的蔬果：叶黄素

深绿色的蔬果中含有丰富的叶黄素，叶黄素可以降低自由基对眼睛的伤害，减少眼睛发生病变和视力减退的情况。大量研究表明叶黄素可以减轻颈动脉粥样硬化斑块的炎性反应程度，对心脑血管事件的发生具有一定的预防作用。这类的蔬果包括青苹果、奇异果、鳄梨、西蓝花、芦笋、菠菜、豌豆等。

3. 紫色系的蔬果：花青素

紫色系的蔬果富含花青素，花青素在体内的抗氧化及清除自由基的能力是维生素E的50倍、维生素C的20倍。花青素主要功效为清除自由基、增强免疫系统。这类的蔬果包括黑葡萄、乌梅、黑加仑、桑葚、紫甘蓝、紫洋葱、紫扁豆、紫玉米等。

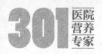

4. 红色系的蔬果：番茄红素

许多水果和蔬菜中富含的类胡萝卜素被证实在心血管系统的保护中起到重要的作用。在类胡萝卜素中，番茄红素的抗炎抗氧化作用同样也已被证实，因此推测番茄红素的摄入同样可以对斑块的炎性程度降低提供一定的帮助。红色系的蔬果中都含有大量的抗氧化成分番茄红素，除了能清除自由基，还有效降低前列腺癌的发生率。尤其是经过加油烹调后，番茄红素的抗氧化作用更加显著。这类的蔬果包括西瓜、葡萄柚、石榴、红苹果、番茄等。

二、膳食纤维

膳食纤维作为第七营养素，是植物性食物中重要的生物活性成分，它的生物学功能在营养相关代谢性疾病的防治中具有举足轻重的作用。

食物中的膳食纤维可与胆汁酸相结合，增加胆盐在粪便中的排泄，降低血清胆固醇浓度。大量的研究资料表明，膳食纤维摄入量与心血管疾病的危险性呈负相关。膳食纤维有调节血脂的作用，可降低血清总胆固醇、低密度脂蛋白胆固醇水平。

天然食材中富含膳食纤维的食物有全谷物、杂豆类、薯类、蔬菜、水果、大豆及其制品、坚果、菌藻类等。美国食品药品监督管理局（FDA）推荐的每日膳食纤维摄入量为20 ~ 35g，并且以不可溶性纤维占70% ~ 75%，可溶性纤维占25% ~ 30%为宜。中国营养学会推荐膳食纤维每天的摄入量为25 ~ 30g。这些膳食纤维最好来自天然食材，而不是通过膳食补充剂获得。通常正常人每天足量摄入全谷物100g、薯类50g、蔬菜500g、水果200g、大豆25g、坚果15g等食物的情况下，就能满足25 ~ 30g膳食纤维的摄入量。

膳食纤维的分类方法众多，按其溶解性可分为可溶性膳食纤维和不可溶性膳食纤维，可溶性膳食纤维主要存在于细胞间质中，主要成分是树胶和果胶。不可溶性膳食纤维存在于豆类种子和谷类的茎和叶及植物外皮中，它们是植物细胞壁的组成成分，主要是木质素、纤维素和半纤维素等。

研究证实，不同来源、不同分子结构和发酵程度的膳食纤维的生物学功能不完全一样，不同来源的谷物膳食纤维的生理学效应差异很大。

2013年膳食营养素参考摄入量中，膳食纤维的特定建议值为每天25g。而2010～2012年中国居民营养与健康状况监测结果显示，我国居民膳食纤维（不可溶）的摄入量仅为每天10.8g，极低的膳食纤维摄入量对我国居民心血管疾病防治不利。流行病学研究证实，增加膳食纤维的摄入量，可降低心血管疾病的发病率和死亡率。平均每天多摄入7g膳食纤维，可使心血管疾病的发病危险度降低9%，且谷物、蔬菜、水果来源的总膳食纤维摄入与心血管疾病均呈负相；高膳食纤维的摄入可降低心血管事件死亡率。

可溶性膳食纤维的食物来源有燕麦、大麦、荚豆类及富含果胶的水果，与不可溶性膳食纤维比，它的作用更强。多项研究荟萃分析发现每天摄入2～10g可溶性膳食纤维可使胆固醇下降5%～10%。可溶性膳食纤维能中度降低低密度脂蛋白胆固醇水平，增加短链脂肪酸合成，从而减少内源性胆固醇产生。它每增加1g，低密度脂蛋白胆固醇平均下降2.2mg/dL，而对高密度脂蛋白胆固醇很少降低或没有变化。不可溶性膳食纤维对高密度脂蛋白胆固醇、甘油三酯无影响。

大部分研究认为，谷物来源的膳食纤维对营养相关代谢性疾病的防治作用优于蔬菜和水果来源。谷物膳食纤维能有效降低血清胆固醇水平、改善机体炎症反应，它的摄入量与动脉粥样硬化和心血管疾病的风险降低有关。

膳食纤维不被人类胃肠道的酶所消化，不提供能量，再加上纤维有保留水分的作用，在胃中吸水膨胀，并形成高黏度的溶胶或凝胶，产生饱腹感，使胃排空延迟，减少了进食量和热量的吸收，有助于减肥。由于有些可溶性膳食纤维和木质素能与胆固醇结合，能使胆固醇的排出增加。纤维素还能与胆汁盐结合，一方面使脂肪和胆固醇吸收减少，另一方面使胆汁盐的肠肝循环减弱，使体内由胆固醇合成胆汁的活动加强，血脂及血清胆固醇水平因而降低。研究表明，膳食纤维能吸附脂肪，减少肠道对膳食脂肪的吸收，从而减少摄入脂肪的吸收。膳食纤维和谷物膳食纤维能有效降低高脂血症患者的血脂水平，并可减轻体重，使高脂血症患者胆固醇、甘油三酯、高密度脂蛋白胆固醇、低密度脂蛋白胆固醇浓度和动脉粥样硬化

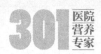
指数均有显著性趋好变化。这些作用均表明膳食纤维具有明显降低血脂水平和减肥的作用。

膳食纤维能被大肠内微生物发酵降解，产生短链脂肪酸（SCFA，包括乙酸、丙酸、丁酸、异丁酸、戊酸、异戊酸、己酸和异己酸，其中乙酸、丙酸、丁酸占总体短链脂肪酸的90%～95%）。SCFA具有较强的维护肠道形态和功能的作用，其浓度可以反映肠道菌群的活性。其中乙酸是胆固醇合成的主要基质；丙酸主要被肝脏利用，可抑制肝脏和结肠中低密度脂蛋白胆固醇的合成；丁酸是结肠细胞最重要的能量来源。

多项研究证明蔬菜和水果摄入不足对免疫能力具有影响，并导致慢性病发生的风险性增加。坚持以植物性食物为主，粮食和蔬菜品种的多样化，增加膳食纤维摄入量，进一步增加水果的摄入量，同时加强体育锻炼，调整膳食结构，这对预防慢性病发生、发展将起到积极的作用。

第六节

大豆有助降低心血管疾病风险

血脂异常明显受饮食营养及生活方式的影响，饮食治疗和生活方式改善是治疗血脂异常的基础措施。无论是否进行药物调脂治疗，都必须坚持控制饮食和改善生活方式。

多种动物实验表明，增加大豆蛋白的摄入量可降低血液胆固醇的含量，许多临床研究也表明摄入大豆可对血脂产生有利的影响，可降低高血脂和高血压的发病风险。

一、大豆分类及其制品

大豆原产于中国，有约5000多年的种植和食用历史。豆类可分为大豆类和其他豆类。大豆包括黄豆、黑豆和青豆等，其他豆类包括豌豆、蚕豆、绿豆、赤小豆、芸豆等。豆制品是由大豆或其他豆类作为原料制作的发酵或非发酵食品，如豆酱、豆浆、豆腐、豆腐干等，是膳食中优质蛋白的重要来源。

豆类食品可选择的种类多样，无论黄豆芽、绿豆芽，也无论老豆腐、水豆腐、干豆腐或冻豆腐，还包括鹰嘴豆、蚕豆等，加之豆类食品多口感良好，贫富皆宜，都是价廉物美的上乘佳肴，适当多食为明智之举。

二、大豆的营养素种类及特点

在饮食过程中可以多食用豆类食物来降低患心血管疾病的风险。每日豆类食物的摄入对于降低个体血液中的低密度脂蛋白胆固醇含量非常关键，对于及时预防个体的心血管疾病非常有益。有研究显示，每天应该服用130g豆类，随访3周以上发现机体中低密度脂蛋白胆固醇的水平明显下降，中年男性群体下降更为明显。

大豆含有较丰富的蛋白质，氨基酸种类齐全，与联合国粮农组织和世界卫生组织推荐的食用氨基酸组成基本相符，一直是中国传统优质蛋白的主要来源。

大豆含有一定量植物油脂，且富含不饱和脂肪酸，几乎不含胆固醇，非常适合在减肥期替代一部分肉类或者主食，而含有的豆固醇及大豆皂苷可以起到抑制机体胆固醇吸收的作用。研究表明高脂血症患者平均每天摄入大豆蛋白47g可使血清总胆固醇、低密度脂蛋白胆固醇及甘油三酯水平分别降低9.3%、12.9%、10.5%。

豆类具有较低的血糖指数，其含有丰富的大豆蛋白，并且可以有效去除有害胆固醇。大豆蛋白中精氨酸含量高，增加精氨酸摄入量可诱导餐后胰岛素/胰高血糖素比值降低，使脂肪合成受抑制而导致血清总胆固醇降低。

大豆降低心血管疾病风险可能与大豆所含的异黄酮、精氨酸、不可吸收的寡糖和多糖及皂苷等因素对血脂的保护作用有关。

三、大豆中的活性物质及作用

大豆的主要活性物质包括大豆蛋白、大豆多肽、大豆异黄酮、大豆低

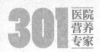

聚糖；还包括大豆皂苷、大豆磷脂，以及固醇、植酸、膳食纤维、维生素E、植物血凝素、细胞色素c及胰蛋白抑制剂等。

1. 大豆蛋白

大豆含蛋白质35%～40%，富含赖氨酸、甲硫氨酸和苏氨酸等人体必需氨基酸，因此大豆蛋白是人类和动物主要的优质蛋白来源之一。近年来有研究表明β-伴大豆球蛋白可以降低动物体内甘油三酯水平，改善更年期妇女高血脂症，有效预防心脑血管疾病。

2. 大豆多肽

大豆多肽属于生物活性肽，是以大豆蛋白为主要原料，经过提取分离、纯化并精制而成的低聚肽的混合物（蛋白质水解物），通常以由3～6个氨基酸组成的小分子肽为主，还含有少量游离氨基酸、糖类、水分和无机盐。大豆活性肽具有抗氧化、抗癌、降血压和降血脂的功效。

大豆多肽可以通过促进甲状腺激素的分泌，使胆固醇的胆汁酸化，使粪便中的胆固醇排泄量增加；还可以通过阻止肠道中胆固醇的重吸收并将其排出体外，这都促进了体内胆固醇的排出，起到降低胆固醇的作用，而且大豆多肽可以选择性降低胆固醇，不会降低人体内有益的高密度脂蛋白胆固醇。此外，它还具有促进脂肪代谢的作用。

3. 大豆异黄酮

大豆异黄酮是大豆在生长发育过程中形成的一类次生代谢产物，含量为1.0%～1.5%，大豆异黄酮是与大豆蛋白协同作用来降低总胆固醇的，它单独降低总胆固醇的作用很小。大豆异黄酮具有降低血清总胆固醇和抗动脉粥样硬化的作用。每天摄入25g以上含有异黄酮的大豆蛋白，可降低心血管疾病风险，尤其是对高胆固醇血症者。

4. 大豆皂苷

大豆皂苷是大豆生长过程中形成的一类重要的次生代谢产物，20世纪80年代以来，许多学者发现大豆皂苷具有降低胆固醇、抗血栓等功效。

5. 豆固醇

豆固醇是来源于大豆的一种生物活性物质，从大豆油脱臭馏出物中提取、分离、精制而得，在大豆油中豆固醇和谷固醇的含量分别为0.61mg/g和1.18mg/g。

豆固醇不溶于水，生化特性、分子结构与胆固醇相类似，具有降低血清胆固醇、抗炎、防癌、防治心血管疾病等生物活性。可显著降低人和动物血液中总胆固醇和低密度脂蛋白胆固醇含量，且对机体没有明显的不良反应。随着大量合成豆固醇酯的出现，对豆固醇酯生物学功能研究也主要集中在这一方面，一些研究已经进入人群试验阶段。

豆固醇在体内与胆固醇的吸收方式相同，但是吸收率却只有胆固醇的5%～10%，可以对胆固醇形成竞争性抑制，减少肠道中胆固醇的吸收和代谢，起到预防和治疗心血管疾病的作用。

在豆固醇的作用下，肠源性胆固醇净吸收降低，机体细胞为保持体内胆固醇的稳定，会通过增加内源性胆固醇合成和增加低密度脂蛋白受体表达两条途径进行补偿。

体内自身合成胆固醇的量低于肠源性吸收抑制量，同时，低密度脂蛋白受体表达增加，导致血液循环中低密度脂蛋白清除增加，从而使得血液中胆固醇浓度降低。

豆固醇降胆固醇功效已在保健品行业广泛应用，豆固醇降低了胆固醇吸收，间接阻止了心血管内壁中胆固醇的沉积，因此能起到预防高脂血症、动脉粥样硬化和冠心病的作用。

6. 大豆低聚糖

近年来发现大豆低聚糖仅被肠道益生菌所利用，具有维持肠道微生物平衡、提高免疫力、降血脂、降血压等作用，被称为"益生元"。

大豆低聚糖是大豆籽粒中可溶性糖的总称，存在于大豆乳清中，主要由水苏糖、棉籽糖和蔗糖组成，还含有葡萄糖、果糖等，具有良好的热稳定性和酸稳定性，不会被胃酸和酶降解，具有改善肠道菌群、调节免疫力、降血压、降血脂、抗癌等生理功能，是一种功能性低聚糖。

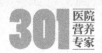

试验表明，大豆低聚糖可以降低血清总胆固醇和甘油三酯的含量，提高高密度脂蛋白和高密度脂蛋白胆固醇含量，减少丙二醛含量，增强抗脂质过氧化和促进粪胆酸的排泄，对于预防高脂血症和心血管疾病具有重要意义。

四、大豆推荐摄入量

增加蔬菜、水果及大豆食物的摄入量可有效改善高血脂患者的血清总胆固醇，增加大豆食物还可改善血甘油三酯，蔬菜水果及豆类食品改善甘油三酯的作用在男性中更为明显。对于高脂血症患者，增加蔬菜、水果及大豆食物的摄入量可有效改善其血脂（尤其是总胆固醇）水平。

2002年全国营养调查报告显示，我国城乡居民每标准人每日摄入的豆制品量只有11.8g，另外，还有干豆类4.2g，离中国居民平衡膳食宝塔（2022）推荐摄入25～35g大豆及坚果类的目标还有较大差距。

1999年10月美国食品药品监督管理局（FDA），极为罕见地宣布了关于确认源自东方的黄豆能减少冠心病风险的健康声明。其正式条文是："每天食用25g黄豆蛋白可以减少冠心病的风险。"这是FDA有史以来的第11个健康声明。国际上对大豆食品的开发广为关注，十分重视。如日本号召每天吃一块豆腐；中国居民可增加豆浆、豆奶、豆奶粉、酸豆乳的消费。通过开发一系列新兴大豆食品，可使不爱吃豆类或豆制品的人，每人每天能吃到25g大豆蛋白。

第七节
食物匠心之选

心脑血管疾病导致的死亡是中国居民最主要的死亡原因。流行病学证据显示，心脑血管疾病的危险性随着特定食物摄入水平而变化，需强调水果、蔬菜、脱脂或低脂乳制品、粮谷类食品、豆类和坚果以及鱼类、禽及畜瘦肉的摄入量。

1. 全谷物

《中国居民膳食指南（2022）》推荐全谷物和杂豆类的摄入应占谷类食物的1/4 ~ 1/2。全谷物如小麦、糙米、燕麦等，含有整个谷粒，包括胚乳、麸皮和胚芽，从而较好地保留了膳食纤维、铁和其他营养物质。谷物中含有的植物固醇能够显著降低低密度脂蛋白的吸收，全谷物的摄入会降低心脑血管疾病的发生风险。

在2017年全民营养周活动中，中国营养学会选出了我国的十大好全谷物，包括糙米、全麦面、玉米、燕麦、小米、荞麦、青稞、高粱米、薏米、藜麦。例如临床试验证明，每日食用50g藜麦可降低肥胖人群血液甘油三酯水平，尤其适合"三高"患者食用。

建议用这些取代白米饭、白面包、白面做的包子和馒头、蛋糕等精制谷物。

2. 蔬菜和水果

美国心脏协会强烈支持每天食用多种水果和蔬菜，每天选择5份或5份以上，包括正餐和零食。研究发现，平均每天吃5份或以上蔬菜水果的人患心脑血管疾病的风险比每天少于1.5份者低28%，其中深色蔬菜的作用更为明显。深色蔬果富含镁和钾元素，这两者对调节血压都很重要，以大量摄入蔬菜和水果为特征的饮食模式可以降低患心脏病、脑卒中和高血压的风险。

蔬果对心脑血管疾病的保护作用可能源于其所含丰富的膳食纤维和抗氧化物质（如维生素C、β-胡萝卜素和其他植物化学物质）以及一些无机盐。这些营养成分可降低血浆胆固醇水平，减少胆固醇的氧化，有效保护血管内皮细胞。

经常食用各种蔬菜和水果（特别是深绿色、深橙色或黄色的）能确保微量营养素的摄入。深色蔬菜所含抗氧化作用的β-胡萝卜素和叶黄素较多，而柑橘类水果含维生素C及多酚类物质较多，故心脑血管保护效果更为明显。蔬菜水果含水量高，因此能量密度低，有助于减少能量摄入和控制体重。蔬菜和水果对心脑血管疾病死亡率的保护作用在男性中更为显著。

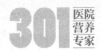

3. 深海鱼

n-3脂肪酸的食物来源包括鱼类，特别是鲑鱼等高脂肪鱼类，以及亚麻籽和亚麻籽油、菜籽油、大豆油和坚果等植物。

流行病学研究的一些证据表明，n-3脂肪酸和α-亚麻酸可降低妇女心肌梗死和致命缺血性心脏病的风险。α-亚麻酸和来自深海的n-3脂肪酸对冠心病患者的发病率和死亡率均有有益作用。由于n-3脂肪酸对冠状动脉疾病以及炎症、自身免疫性疾病等疾病的风险降低有良好的影响，一般摄入量较低，应建议增加。

每天食用一份富含脂肪的鱼粉（或者补充鱼油）可以摄入n-3脂肪酸（即EPA和DHA）900mg，这一摄入量对冠心病患者的冠心病死亡率降低有好处。

《中国居民膳食指南（2022）》推荐每天平均摄入40～75g的水产品，水产品包括鱼、虾、蟹和贝类。建议每周至少吃两次鱼或300～500g，因为适度摄入鱼类有利于预防心脑血管疾病。美国心脏协会建议每周至少食用两份100克的鱼。

4. 豆类

豆类包含黄豆和其他豆类。这些基于植物蛋白质来源的脂肪含量低、纤维含量高，富含营养物质。黄豆含有多种人体必需的氨基酸，且多为不饱和脂肪酸，可以促进体内脂肪代谢。每天摄入25g以上含有异黄酮的大豆蛋白，可降低心血管疾病的危险性，尤其是对高胆固醇血症者。

5. 坚果类

坚果是不饱和脂肪以及膳食纤维、蛋白质和各种矿物质、抗氧化剂的良好来源。由于它们具有高水平抗炎α-亚麻酸（一种在植物性食物中发现的n-3脂肪酸）。在《美国临床营养学杂志》上发表的一项研究发现，每天摄入28g坚果的人与几乎不摄入人群比较，可以使心血管疾病（CVD）的发病风险降低28％。

6. 香菇

香菇中钾等碱性元素，可以中和酸性物质，维持体内酸碱平衡，对预防动脉粥样硬化、心脑血管疾病和糖尿病起了很大作用；同时K^+可以使人体的血管得到扩张，因此抑制了动脉管壁的厚度增加，从而保护了血管，降低心脑血管疾病的发生率。香菇中的腺嘌呤、维生素、天冬氨酸等物质都可以降低对人体有不好影响的LDL-C及总胆固醇，从而预防了因胆固醇过高而引起的高血压、心脏病等疾病的发生，并且对已经发生的疾病有一定的辅助治疗作用。

7. 洋葱

洋葱具有很高的生物药用价值，是一种集营养、调理和保健于一身的特色蔬菜，在营养食疗上被推崇为多功能的降脂、降压、抗癌的营养保健食品。洋葱不仅富含钾、维生素C、叶酸、锌、硒、膳食纤维等营养素，更有两种特殊的营养物质——前列腺素A和槲皮素，使洋葱具有预防肿瘤、降低血糖、降低血压、扩张血管、维护心脑血管健康等保健功效。

洋葱鳞茎中含大量黄酮类、黄酮醇类及花色素类化合物，黄酮醇类的主要化合物为槲皮素。槲皮素是洋葱中的一种重要化合物，能扩张血管、降低心脑血管疾病的风险。摄入富含这些黄酮醇的洋葱作为膳食补充剂和功能性食品可以预防血栓形成，预防心脑血管和氧化应激相关的疾病。

8. 大蒜

国外于20世纪70年代开始研究大蒜对心血管疾病的作用。大蒜汁和大蒜油能有效防止高脂膳食引起的总胆固醇升高、血液凝固性增强和纤维蛋白溶解活性降低等现象。随后的大量研究表明，大蒜对心脑血管疾病的多种危险因素（高脂血症、高血压、血小板聚集、低纤维蛋白溶解活性等）均能起到作用。

9. 奶及奶制品

酸奶中富含益生菌，如乳酸菌、双歧杆菌等，每天食用酸奶可以维持

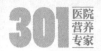

消化道内有益菌群的数量，对肠道健康有重要的作用。

一项由英国《柳叶刀》刊载的研究报告显示，相比每天摄入不到半份全脂牛奶、黄油、奶酪或酸奶的人，每天摄入3份全脂奶制品的人早逝或患严重心脏病风险低1/4，脑卒中风险低5成。一份奶制品指244g牛奶或酸奶、15g奶酪或5g黄油。

10. 茶

茶多酚是茶叶中的多酚类物质的总称，主要是由花色苷类、黄烷醇类、黄酮醇类、黄酮类和酚酸类等物质组成，这些都是茶叶主要的功效成分，具有抗癌、抗氧化、防衰老、降血糖、抗辐射、调节免疫以及预防心脑血管疾病等效用。

第八节

健康饮食模式

传统观念往往关注某种营养素和某种食物的健康效应，而忽略了各种营养素和食物之间复杂的相互作用。而膳食模式，是指在一天、一周或一年的时间内，个人摄入的所有食物和饮料的总和，是把膳食作为一个整体进行研究，能更准确地定位膳食对健康结局的影响。

《美国新闻与世界报道》在2018年年初推出了该年度的最佳饮食排名，其中，地中海饮食和DASH饮食并列年度最佳综合饮食方式。这是地中海饮食首次被评为最佳综合膳食模式，与蝉联8年冠军的DASH饮食齐名。这得益于它们的容易遵循、营养全面，能安全有效地减轻体重，能预防和控制糖尿病或心脏病。

一、地中海饮食

地中海饮食泛指地中海沿岸的国家和地区（包括希腊、西班牙、法国和意大利南部等处于地中海沿岸的南欧各国）的饮食习惯，它是一种植物性饮食。

地中海饮食的核心食物包括全谷物、新鲜蔬果、豆类及其制品、草本香料、坚果、丰富的特级初榨橄榄油，并建议每周至少吃2次的深海鱼，摄入适量的家禽和奶制品（尤其是酸奶和传统奶酪等发酵乳）、鸡蛋，少吃红肉和甜食，常用的饮料为水和红酒。

半个多世纪以来，一项引人注目的"七国研究"，检验了地中海饮食模式直接促进健康的假说。这项长期的研究调查了美国、日本、意大利、希腊、荷兰、芬兰和当时的南斯拉夫近1.3万名中年男性的健康状况。结果是，那些以水果、蔬菜、谷物、豆类和鱼类为日常饮食基础的人是最健康的，位居榜首的是克里特岛的居民。甚至在第二次世界大战结束后，克里特岛居民的心血管健康状况也超过了美国居民，研究人员将这种差异归因于饮食。

在这项广泛的研究中，人们认识到某些地中海饮食模式与健康有着显著的联系。从这个结论中产生了"地中海饮食"的概念。在随后的几年中，成百上千的其他研究为支持传统地中海饮食模式的"黄金标准"地位提供了科学证据。

地中海饮食金字塔，是Oldways网站与哈佛大学公共卫生学院、世界卫生组织于1993年合作创建的。饮食金字塔建立在每周至少保证150分钟的中等强度运动基础上，推荐多食用天然食物，包括每天需要摄入的下列食物。

① 全谷物、水果、蔬菜、豆类、草药、香料、坚果，以及橄榄油等健康脂肪，用植物油代替动物油。

② 脂肪占膳食总能量应低于35%，饱和脂肪酸低于7%～8%。

③ 每周吃两次鱼、海鲜或者禽类食品。

④ 适量食用乳制品，最好选用低脂或脱脂的。

⑤ 每天不超过一个鸡蛋。

⑥ 每周吃一次红肉，每次量不超过85～100g，尽量选择瘦肉。

⑦ 让水成为你日常饮食和一天中最常喝的饮料。

⑧ 适量饮红酒，最好进餐时饮用，避免空腹。

地中海饮食具有以下原则：以种类丰富的植物性食物为基础；对食物

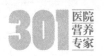

的加工尽量简单，并选用当地的、应季的新鲜蔬果为食材；烹饪时，尤其提倡用橄榄油。

科学证据表明，地中海饮食有以下益处：

① 达到减肥或体重管理目标；

② 降低患心脏病和高血压的风险；

③ 对抗某些癌症和慢性病；

④ 减少哮喘；

⑤ 预防糖尿病，控制血糖；

⑥ 抗抑郁；

⑦ 培养更健康的婴儿。

地中海饮食有助于保护老年人的大脑健康。调查人员发现，严格遵循地中海饮食习惯，也就是吃大量水果、蔬菜、橄榄油以及豆类的老年人，脑容量比对照组的大。地中海饮食对一般认知性衰退和阿尔茨海默病有保护作用的研究证据越来越多，可使高危人群中发生心脑血管疾病的风险降低，在继发性患者中再次发生心脑血管疾病的风险降低，总体死亡率降低。

而流行病学、纵向和前瞻性研究表明，地中海饮食有助于使心脑血管疾病的风险降低，总死亡率和特定原因死亡率降低，糖尿病、代谢综合征和阿尔茨海默病的风险降低。地中海饮食还与改善血压和内皮功能，降低甘油三酯和其他脂质，控制葡萄糖和胰岛素，降低氧化应激和炎症标志物（包括高敏感性C-反应蛋白、白介素-6和其他促炎细胞因子）有关。

如何才能做到真正的地中海饮食呢？地中海饮食是一种健康的饮食和生活方式，是以地中海沿岸国家的传统食物为基础，选取可在当地超市买到的美味、新鲜、实惠的食物为原料。我们可以通过八个步骤来实现它：

① 吃足够多的蔬菜，让蔬菜达到你午餐、晚餐餐盘一半的量。

② 改变你对肉类的认识，让肉类在餐盘中的分量小到成为一种装饰。

③ 吃一些奶类食品，希腊酸奶、普通酸奶、奶酪等都是好的奶类来源。

④ 每周吃两次鱼，如金枪鱼、鲱鱼、鲑鱼、贝类和其他鱼类，对大脑和心脏都很有益处。

⑤ 每周做一次素食，如果适应得较好，可以尝试两次。

⑥ 食用一些好的油脂，比如特级初榨橄榄油，以及富含油脂的坚果、梨等。

⑦ 选择全谷物，它们更饱满的谷粒、有如坚果一般的味道以及额外的膳食纤维可以使你保持几个小时的饱腹感。

⑧ 尽量选择新鲜水果作为甜品，把糖果留到特殊的场合食用。

此外，在采取这些饮食方式的同时，还应该注意以下两点：选择如跳舞、走路、游泳、自行车、徒步旅行等运动方式；与你的亲人或朋友一起进餐，并轻松交谈。

二、DASH饮食模式

DASH饮食模式是由1995年美国的一项大型高血压防治计划发展而来的饮食，有助于改善高血压。该饮食模式是近年来较为推崇的一种，已经连续8年被评为最佳膳食模式。该饮食方式的重点是，控制钠的摄入量。其中蔬菜、水果、低脂乳制品、果仁、白肉所占的比例较高，属于低脂肪、低胆固醇、高钙、高钾、高镁及高膳食纤维的饮食。提倡少食用高热量、高脂肪的红肉和加工肉类、甜品和含糖饮料，减少盐的摄入。

1. DASH饮食基本理念

① 多吃蔬菜、水果、低脂或脱脂奶类和奶制品。

② 推荐全谷物、鱼类、禽肉、干果类。

③ 少摄入饱和脂肪、胆固醇和反式脂肪酸多的食物。

④ 控制钠、甜点、含糖饮料和高脂肪肉类摄入。

2. DASH饮食模式的原则

保持钠、钾平衡。钾、钙、蛋白质、膳食纤维等可改善高血压。该饮

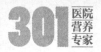

食模式的关键是保证较少的钠摄入。标准的DASH饮食，建议每日钠摄入量不超过2300mg（约6g盐）；低钠的DASH饮食，建议每日钠摄入量不超过1500mg（约4g盐）。

3. DASH饮食的好处

① 有效降低和预防高血压、高血脂、高血糖。

② 营养丰富，有益于所有人群，限制了盐分的摄入，身体不易水肿。

③ 一个可长期执行的饮食模式。

4. 合格的DASH饮食模式建议

我们需要从改变日常的饮食习惯开始。

① 日常蔬菜水果量加倍，可以通过增加钾的摄入，有效降低血压。如果平时每天吃3份蔬菜，每天就要增加到6份；如果平时不吃水果，可以在早餐时增加一杯纯果汁，或者一个中等大小的水果作为零食。

② 增加粗粮的摄入。尽量选择用炖、煮的方式烹饪。

③ 摄入低脂低盐的零食。

④ 增加脱脂或低脂乳制品的摄入，拒绝摄入含糖饮料，建议每天增加到3份乳制品的量。

⑤ 购买食物时，可参照营养成分表，尽可能选择低盐低脂的食品。

⑥ 限制红肉和咸肉的摄入，控制到原来摄入量的1/3。建议每天限制瘦肉摄入量在两个手掌大小，每餐最多一个手掌的量。

⑦ 减少一半的脂肪用量，包括植物油、动物脂肪、沙拉酱等。

⑧ 限制甜食等零食和加工食品的摄入，控制到平时摄入量的1/4。

⑨ 建议每周可选择一天的时间吃素。

⑩ 减少盐的摄入，每天最多6g盐。可以通过改变烹饪方式，多用清煮慢炖、蒸、汆的方式达到减盐的目标。

DASH饮食计划需要根据每天总能量来制定一些具体的食物摄入份数。它们分别罗列在表4-1中，分8类食物，总能量是2000kcal。随着热量需求的不同，每个人吃的份数可参照表4-2。

（1）如果你想减肥，那就遵照下面表4-1、表4-2的食物和提示来做。

表4-1　DASH饮食计划

食物种类	每日需要的份数	每一份的数量
谷物①	6～8份	1片全麦面包 30g干谷物② 半碗煮熟的米饭、意大利面或谷物
蔬菜	4～5份	一杯生的绿叶蔬菜 半杯切成块的生的或煮熟的蔬菜 半杯蔬菜汁
水果	4～5份	1个中等大小的水果 1/4杯干果 1/2杯新鲜、冷冻或罐装水果 1/2杯果汁
脱脂或低脂奶 或奶制品	2～3份	一杯牛奶或酸奶 45g奶酪
瘦肉、禽类和鱼类	不多于6份	30g熟肉、家禽或鱼，一个鸡蛋③
坚果、种子、豆类	每天4～5份	1/3杯或45g的坚果 2汤匙花生酱 2汤匙或15g种子 1/2杯煮熟的豆类（干豆类和豆类）
脂肪和油④	2～3份	1茶匙人造奶油 1茶匙植物油 1汤匙蛋黄酱 2汤匙沙拉酱
甜品和添加糖	每天≤5份	1汤匙糖 1汤匙果冻或果酱 半杯冰沙、凝胶 一杯柠檬水

① 全谷物被推荐作为膳食纤维的良好来源和养分。

② 每餐的用量在0.5～1.25杯之间，具体取决于麦片的种类。可参考产品的营养成分标签。

③ 因为鸡蛋黄的胆固醇含量较高，所以把蛋黄的摄入量限制在全蛋不超过4个/周；两个鸡蛋白的蛋白质含量相当于30g肉。

④ 脂肪成分的改变会改变油脂的用量。例如，1汤匙的普通沙拉酱等于一份；1汤匙低脂调味品等于半份；1汤匙脱脂调味品等于零份。

⑤ DASH饮食中1杯的容量约232mL，1茶匙的容量约5mL，1汤匙的容量约15mL。

表4-2　DASH饮食计划——其他热量水平的每日份数

食物分类	每天摄入量		
	1600kcal/d	2600kcal/d	3100kcal/d
谷物	6	10～11	12～13
蔬菜	3～4	5～6	6

续表

食物分类	每天摄入量		
	1600kcal/d	2600kcal/d	3100kcal/d
水果	4	5～6	6
脱脂奶或低脂奶和奶制品	2～3	3	3～4
瘦肉、禽肉和鱼肉	3～6	6	6～9
坚果、种子、豆类	每周3份	1	1
脂肪和油	2	3	4
甜品和添加糖	0	≤2	≤2

（2）如果你的目标是摄入比平时更低的能量，可以使用下列方式。

① 增加水果的摄入量。例如，用一个中等大小的苹果替代4个小面包大小的曲奇饼干，可以少摄入80kcal的热量。

② 增加蔬菜的摄入量。例如，吃半个汉堡，另外再吃1/2杯胡萝卜和1/2杯菠菜，比起吃一整个汉堡可以减少200多千卡能量。

③ 多摄入脱脂或低脂的奶类。例如，用半杯低脂冷冻酸奶代替半杯的全脂冰激凌，将减少大约70kcal能量。

此外，还可借鉴以下减肥小贴士。

① 使用脱脂或低脂的调味品。

② 使用一半量的植物油，软的或液体的人造黄油、蛋黄酱或沙拉酱，或选择低脂或无脂的品种。

③ 吃较小的份量，逐渐过渡。

④ 选择脱脂牛奶或低脂牛奶和奶制品。

⑤ 学会看食品包装上的食品标签，标有无脂或低脂的食物并不总是比它常规的版本热量低。

⑥ 限制添加糖的摄入，比如调味酸奶、糖果、冰激凌、果子露、普通软饮料和水果饮料。

⑦ 选择只有果汁和水的水果罐头。

⑧ 脱脂或低脂酸奶可以添加水果。

⑨ 零食可选择水果、蔬菜棒、没有黄油和盐的爆米花或米糕。

⑩ 喝水或苏打水，用柠檬或酸橙调味。

总之，通过改变饮食习惯，每天30分钟中等强度的体育锻炼，少喝酒等生活方式，都能帮助预防和控制血压。DASH饮食不仅具有降压作用，还对血糖、血脂、体重具有调节作用。通过降低低密度脂蛋白胆固醇，来减少患心脏病的风险。

我们应该终身遵循健康的饮食模式，因为地中海饮食及DASH饮食是非常均衡的饮食方式，可以帮助我们维持体型，能够保证人体必需的营养素，长期坚持能不同程度地降低血压，还有益于心脏和大脑健康。

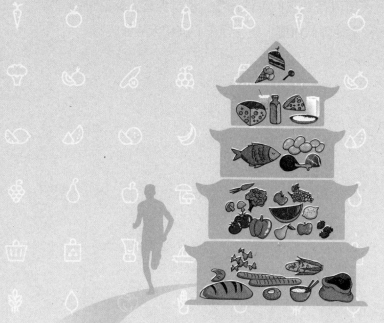

第五章

燃烧您的卡路里

第一节

肥胖是一种病

一、认识肥胖

让我们先来认识一下什么是肥胖?

肥胖是机体能量摄入超过能量消耗导致体内脂肪积聚过多及分布异常所致的一种常见的代谢性疾病。肥胖者不仅体内脂肪细胞数量增多和脂肪细胞体积增大,且体内脂肪分布明显异常,主要集中在腹腔和内脏器官。

可以简单地理解为吃进去的食物所含的热量超过人体自身所消耗的热量时,多余的部分转化成脂肪,从而引起肥胖。

肥胖病的危害不仅是肥胖病本身会影响美观及使日常生活不便而引起的身心障碍和可能带来的社会歧视问题,更严重的是肥胖病是许多疾病如2型糖尿病、冠心病、高血压、脂质代谢异常、痛风、睡眠呼吸暂停综合征、胆囊炎、胆石症、关节炎及某些癌症发病的基础。大约80%的肥胖成人有1种、40%有2种以上上述的病态(症状)的聚集现象。肥胖病的发病率在过去10年中几乎增加1倍。肥胖病所带来的直接或间接的耗费约占国家卫生经费的10%。

肥胖是一种会导致体内内分泌及代谢紊乱的慢性非传染性疾病。也就是说肥胖是一种危害健康的疾病。

肥胖如何分类呢?

肥胖通常有两大类:单纯性肥胖和继发性肥胖,其中绝大多数是单纯性肥胖。继发性肥胖主要指由于某些疾病所引起的肥胖,如炎症、创伤、出血、肿瘤等各种原因引起的下丘脑病变,垂体功能减退症、垂体瘤等,甲状腺功能减退、皮质醇增多症、胰岛素病变及某些遗传疾病等均可引起

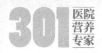

肥胖。继发性肥胖的治疗以原发病的治疗为主，因而不在这里过多赘述，以下所说的都是指单纯性肥胖。

二、肥胖诊断

肥胖的测定一般由专业的医生进行专业的检查。肥胖症的评估包括测量身体肥胖程度、体脂总量和脂肪分布，其中后者对预测心脑血管疾病危险性更为准确。

肥胖症的诊断标准，目前国内外尚无统一诊断标准。

判断肥胖通常有以下几种方法：

1. 按体质指数（BMI）诊断

$$BMI=体重（kg）/[身高（m）]^2$$

BMI是测量身体肥胖程度，是诊断肥胖症最重要的指标。

中国人的BMI标准，< 18.5偏瘦，18.5 ~ 23.9正常，24 ~ 27.9为超重，≥28为肥胖；≥40为极重度肥胖。

以上诊断肥胖的BMI标准并不是每个人都适用的，如未满18岁、运动员、正在做重量训练、怀孕或哺乳中、身体虚弱或久坐不动的老人就不适合。

2. 按标准体重（IBW）诊断

$$IBW（kg）=身高（cm）-105$$

或：男性IBW（kg）=[身高（cm）-100]×0.9，女性IBW（kg）=[身高（cm）-100]×0.85

可测量身体肥胖程度，但主要用于计算饮食中热量和各种营养素供应量。

正常：体重处于标准的±10%。

超重：体重高于标准体重20%。

轻度肥胖：体重高于标准体重20% ~ 30%。

中度肥胖：体重高于标准体重30% ~ 50%。

重度肥胖：体重高于标准体重50％。

3. 按腰围（WC）和腰臀比（WHR）诊断

方法：受试者站立位，双足分开25～30cm，使体重均匀分配。腰围测量点为髂嵴最高点和最低肋骨下缘连线的中点，臀围测臀部最大周径。

反映脂肪分布，目前认为测定腰围更为简单可靠，是诊断腹部脂肪积聚最重要的临床指标。但其值随着年龄、性别及人种不同而不同。

按腰围：世界卫生组织建议男性腰围≥94cm，女性腰围≥80cm，则为肥胖。

中国的指标：男性腰围≥90cm，女性腰围≥85cm，则为肥胖。

按腰臀比（WHR）诊断：一般认为WHR＞0.9（男性），或＞0.8（女性），为中心性肥胖。

4. 按计算机断层扫描（CT）或磁共振（MRI）扫描诊断

用CT或MRI扫描腹部第4～5腰椎间水平面，计算内脏脂肪面积时，以腹内脂肪面积≥100cm^{2}作为判断腹内脂肪增多的切点。

同期利用磁共振成像技术精确评价腹内脂肪积聚，确定中国人腹内脂肪面积＞80cm^{2}作为腹型肥胖诊断的精确标准。此方法是评估体内脂肪分布最准确的方法，但不作为常规检查。

5. 按体脂率诊断

身体密度测量法、生物电阻抗测定法、双能X线（DEXA）吸收法测定等均可以较精确地推算出体脂量，计算出体脂率（脂肪量占全身的质量的比），体脂率是最精确的测量指标。

男性＞25％，女性＞30％，则为肥胖；

男性超过25％为轻度肥胖，超过30％为中度肥胖，超过35％为重度肥胖；

女性超过30％为轻度肥胖，超过35％为中度肥胖，超过40％为重度肥胖。

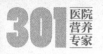

第二节

肥胖的血管压力

肥胖会带来哪些危害？肥胖后身体内会发生哪些改变？与血管又是怎样的关系呢？

我们已经了解肥胖就是身体内脂肪细胞的平均体积增大和脂肪细胞的数量增多，而脂肪组织增多，就会使脂肪组织代谢产物、脂肪激素、脂肪因子都相应增多，增多的脂肪组织代谢产物异位聚集在肝、心、肌肉、胰岛、血管等处，使各处增厚肥大以及脂肪激素和脂肪因子增多，都会引起心血管效应导致动脉粥样硬化；内分泌效应导致高胰岛素血症、胰岛素抵抗、高皮质醇血症；交感神经兴奋性升高，血管收缩导致高血压；血液学效应引起血流学变化，血凝亢进、纤溶减少导致冠心病、脑梗死、脂代谢紊乱等一系列疾病，又称为代谢综合征，即包括胰岛素抵抗、高胰岛素血症、高血压、脂代谢紊乱、冠心病等，所以说肥胖会给身体带来巨大危害。

下面让我们详细了解肥胖是怎样影响血管的。

首先，肥胖与高血压紧密相关。流行病学调查证实随着BMI的增加而血压增加，体内脂肪每增加10％，收缩压与舒张压相应平均升高6mmHg和4mmHg，BMI的增加是导致高血压的独立危险因素。肥胖引起高血压的机制是：肥胖和肥胖时所伴有的高胰岛素血症可引起交感神经张力增高，血管收缩；肾小管回吸收钠增加，血容量增多；最终导致心率及心排血量增加，外周血管阻力加大，血压升高。另外，在肥胖并发高血压发生机制中交感神经系统、肾素－血管紧张素－醛固酮系统、瘦素及胰岛素抵抗作用受到关注。血压长期升高可加重左心室负担，导致左心室肥厚，继之可引起心腔扩大、心力衰竭及心律失常发作。高血压在肥胖患者中非常常见，也是加重心、肾病变的主要危险因素，体重减轻后血压会有所恢复。

其次，肥胖与动脉粥样硬化紧密相关。血管壁增厚是缺血性心脏病的主要病理改变。1988年，Reaven首先提出了胰岛素抵抗的概念，指出肥胖特别是以内脏脂肪过多造成的中心型肥胖可导致胰岛素抵抗（即身体对胰岛素敏感性下降），胰岛素抵抗又促使发生高血压、脂代谢紊乱、糖代谢受损和血浆纤溶酶原激活物抑制剂-1增加。胰岛素抵抗综合征的终点事件包括缺血性心脏病所造成的心绞痛、心肌梗死，以及各种高血压并发症、脑卒中等。

再次，肥胖可致心脏肥大。据报道严重肥胖者约有50%存在左心室肥大，提示肥胖本身可以引起心脏结构和功能的改变，这种影响是直接的。后壁和室间隔增厚，心脏肥厚同时伴血容量、细胞内和细胞间液增加，心室舒张末压、肺动脉压和肺毛细血管楔压均增高，部分肥胖者存在左室功能受损和肥胖性心肌病变。肥胖患者猝死发生率明显升高，可能与心肌的肥厚、心脏传导系统的脂肪浸润造成的心律失常及心脏缺血有关。

肥胖是导致心脑血管疾病发生的重要因素，同样也是导致肥胖人群病死率比正常人群明显增加的重要因素之一。目前医学界公认的容易引发心脑血管疾病的危险因素，包括高血压、高脂血症、高胰岛素血症、高密度脂蛋白降低、纤维蛋白原增高、体力活动减少、遗传和吸烟等各种因素都与肥胖相关。肥胖症患者并发冠心病、高血压的概率明显高于非肥胖者，其发生率一般5～10倍于非肥胖者，尤其腰围粗（男性≥90cm，女性≥85cm）的中心型肥胖患者。

第三节

运动让血管焕发青春

运动对减肥、缓解压力和改善心脑血管疾病有很大的益处。

血管老化的因素包括高脂血症、原发性高血压、糖尿病、肥胖症、吸烟和精神压力。要使血管年轻，就要针对这些因素进行预防。针对这些因素，除戒烟很直接外，其他因素都是可以通过运动来改变的。

俗话说"生命在于运动"，特别是随着人们年龄的增长，心脏压力不断变大，血管也会不断老化，这样很容易导致心脑血管疾病。如果坚持有规律的运动，则能够帮助改善大脑皮质以及皮质下血管中枢的功能状态，使血管扩张、血压降低，而且还能够增强心血管功能，延缓心脏的衰老过程，强化心脏的活力。生命在于运动，血管亦然。心脑血管疾病的发生多因血管狭窄，导致供血能力不足引起的。而运动能增加心脏的泵血量和血管输血量，增加冠状动脉的血流量，让心脏和血管都变得有弹性，减慢血管狭窄的发展，预防动脉粥样硬化，避免出现心肌梗死和脑卒中。美国心脏学会对年轻人（平均年龄27岁）和老运动员（平均年龄65岁）进行了比较研究，结果表明，长期有规律的体力活动或运动，能保护人血管内皮，避免因年龄增长而导致的血管老化，并能使老年人的血管功能像年轻人的一样好。研究表明，老年运动员血中自由基的水平与年轻人一样低，而不爱运动的老年人则自由基水平较高。

运动能使血管青春长驻的奥秘之一，在于运动能提升体内的高密度脂蛋白胆固醇水平，即俗称的好胆固醇。"好胆固醇"好就好在颗粒小密度高，可自由进出动脉血管壁，能清除沉积在血管壁引起动脉粥样硬化的低密度脂蛋白，帮助消除过多的甘油三酯，使动脉壁免遭侵蚀，故又享有血管"清道夫"之美称。

运动除了能减脂减重、让心脏和血管都变得有弹性之外，也是最好的减压方法。这是因为运动能促进大脑分泌内啡肽，内啡肽是一种自然的神经递质，被称为天然的止痛剂，能带来欣快感，帮你舒缓压力。因为压力会导致高血压、肥胖和糖尿病等很多疾病的发生，也会导致可能致命的心脑血管疾病，减低压力就会降低这些疾病发生的危险。

第四节
运动要有效，安全更重要

一、心脑血管疾病患者合适的运动方式

运动消耗体内的热量，燃烧我们的卡路里。但由于心脑血管疾病患者

的特殊性，不适当、不正确的运动会使病情严重。那么，心脑血管疾病患者做哪些运动比较合适？

心脑血管疾病患者的运动方式要以有氧运动为主。在有氧运动时，人体吸入的氧是安静状态下的8倍。长期坚持有氧运动能增加体内血红蛋白的数量，提高机体抵抗力，抗衰老，增强大脑皮质的工作效率和心肺功能，增加脂肪消耗，防止动脉粥样硬化，降低心脑血管疾病的发病率。坚持有氧代谢运动对身体健康是十分有利的。步行是最安全有效的有氧运动之一。同时患者也可根据自己的年龄、病情、体力、个人爱好选择其他一些适合的中低强度运动，包括打太极拳、做医疗体操、慢骑车、爬山、游泳、打乒乓球和打羽毛球等。运动前需做准备活动，运动强度以运动时稍出汗，轻度呼吸加快但不影响对话为佳。

采用有氧运动健身，可因地制宜，量力而行。运动时间可每周3次，每次20～30分钟或更长；强度则因人而异，20～30岁的，运动时心率维持在每分钟140次左右，40～50岁的心率每分钟120～135次，60岁的心率每分钟100～120次为宜。在运动时要注意循序渐进，不做鼓劲憋气、快速旋转、剧烈用力和深度低头的动作。需要注意的是，如在锻炼过程中身体不适、无力、气短时，及时停止运动，必要时就医。

二、心脑血管疾病患者的运动注意事项

1. 选择适宜的运动方式，量力而行

心脑血管疾病患者应该结合自身情况选择适宜自己的运动方式，应该避免进行紧张、激烈、用力过大的运动。心脑血管疾病患者在运动锻炼时，应该做到量力而行，不要勉强自己，这样才能达到运动健身、增强体质的目的。保持适量、温和的运动可以有效地减缓心脑血管的硬化和堵塞，剧烈运动则会产生压力。

2. 选择有氧运动

心脑血管疾病患者选择步行、跳舞、游泳、打太极拳等简单、温和的

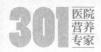

有氧运动，运动量要从小到大、循序渐进。运动中若出现头晕、头痛、心慌、恶心等不适症状，应立刻停止，必要时要立即就医。

3. 心脑血管疾病患者应注意在体育锻炼前做好准备活动

患者如果没有做好充分的准备活动，就很容易扭伤，或出现头晕、恶心、呕吐等症状。准备活动可选择步行、跑步等全身运动。吃得过饱或者过饿的时候都不适宜做健身运动，建议患者适当喝些粥，补充点水分，增加身体热量。不在运动时吃东西或者咀嚼食物，例如口香糖等食品。疾病急性期停止锻炼，慢性病注意自我监测。

4. 注意运动间歇的放松及运动后身体各部位拉伸

在健身运动中，这小小的休息能更快地消除肌肉疲劳，防止由于局部负担过重而出现的运动损伤。另外，放松应根据健身项目来进行。如侧重于上肢练习的项目，在间隙期可做一点下肢的练习，这样可以改善血液供给，使肢体中已疲劳的神经细胞加深抑制，得到休息，对于消除疲劳及有效防止运动损伤有着积极的意义。健身锻炼后通过拉伸放松方法使得体温、心率、呼吸、肌肉的应激反应恢复到锻炼前的正常水平。这种锻炼后的恢复与锻炼前的热身运动同等重要，对于有效的预防运动损伤是非常有意义的。根据不同的健身项目进行有针对性的放松活动，是防止锻炼后出现的肌肉紧张充血，更快恢复变形，同时防止肌肉损伤的最好方法。

5. 选择安全的锻炼环境及合适的装备

适当锻炼对心脑血管疾病患者有利，但是，心脑血管疾病患者在雾霾天也要外出锻炼吗？答案是否定的。连续雾霾天气是诱发或加重呼吸道疾病和心脑血管疾病的重要原因之一。因此，雾霾天不宜外出锻炼，否则会增加心肌梗死的风险。因此要选择安全的锻炼环境，保证自身安全，保证空气流通，氧气充足。若心脑血管疾病患者不得不在雾霾天出门，应该戴上防尘口罩。

健身者也应选择合适的装备，了解健身的器具、设备是否进行了严格的安全检查。健身者根据需要选择运动鞋，最重要的是注重功能性，要适合运动项目和运动环境。合适的运动鞋可以降低30％的受伤风险，如果鞋不合适，脚长期受到不正常的压力，轻者磨出血泡，严重的可能导致膝、踝、脚趾关节及肌肉的损伤，甚至永久性的结构畸形。选择适合自己的装备，不要一味追求明星款，装备不合适也会受伤。

6. 晨练的习惯要改掉

许多人养成了清晨早起锻炼的习惯，可称之为"闻鸡起舞"。但从医学角度讲，早晨不是锻炼的最佳时间，尤其对心脑血管疾病患者和中老年人来说，更不宜清晨进行锻炼，因为心脑血管疾病患者的发病时间和死亡时间常在早晨，早晨锻炼易发生意外。

心脑血管疾病在早晨高发的主要原因如下：

① 血压和心率的生物钟现象。据科学家实验证明，人们在早晨起床以后，6时左右血压开始逐渐升高，心率也逐渐加快，到上午10时达到最高峰。此时，如果有剧烈活动，最易发生意外。

② 从冠状动脉的血流量来看，早晨的血流量最少。在狗身上做的实验表明，下午4时狗的冠状动脉左旋支的血流量比上午8时的血流量要高出13％。

③ 血小板的血液凝固作用增强。血小板的聚集力在早晨6～9时明显增强，血液的黏稠度也增加，因而导致血液的凝固性增大，使发生心肌梗死和脑梗死的机会增多。

④ 早晨人体的肾上腺素和去甲肾上腺素水平较高。这两种激素会引起躯体血管和负责心脏自身供血的冠状动脉都收缩，结果使血压升高，心肌缺氧。

⑤ 血液黏稠度高。经过一夜的睡眠，人体内的水分随呼吸、皮肤和便溺等丢失，这使机体的水分代谢入不敷出，使全身的组织器官以至于细胞都处于一种失水状态。因为水分的丢失，血管内的血液也变得黏稠，所以易发生血栓、梗死。

综上所述，晨练的习惯要改掉，尤其冬季，因为气温低是诱发心血管疾病的高危因素。冬季清晨气温普遍偏低，有时甚至零摄氏度以下，这个时候出门，血管受寒易收缩，很容易出问题。有研究显示，早上7点至11

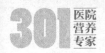
点是心脑血管疾病的高发时间。下午4点左右比较适宜锻炼，这个时候，机体已经舒展开了，精神、体力、心肺功能也相对较好。

　　预防心脑血管疾病要从运动开始，改掉不良的习惯，坚持各种有氧运动，从而拥有健康的心脏和血管。

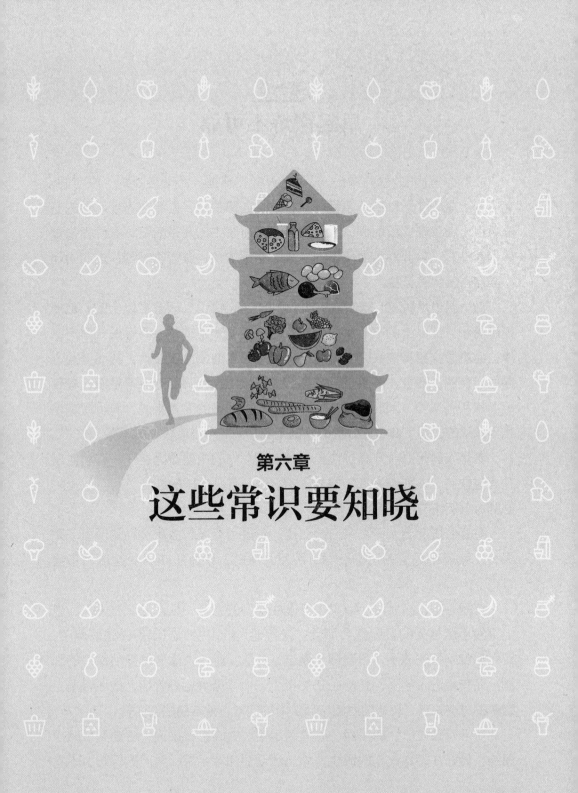

第六章

这些常识要知晓

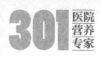
第一节

早起锻炼不可靠

心脑血管病的发病高峰一般在一天中交感神经活动最强的一段时间，集中在上午7时至11时。急性心肌梗死、心律失常、心源性猝死所致的心脏急症多发生在此段时间。因为清晨醒后血浆中的儿茶酚胺、血管紧张素等迅速升高，从而导致血压迅速升高、心率加快、血管收缩等，进而引起心脑血管疾病的猝发。

低气温也是诱发心脑血管疾病发作的主要原因之一，七成以上的心肌梗死患者和五成以上的冠心病患者对气温的变化非常敏感。清晨天气异常寒冷，会刺激交感神经兴奋，使血管收缩加强，造成血压波动，从而诱发心脑血管疾病。而且，气温过低还会造成冠状动脉和脑动脉血管痉挛，导致冠心病和脑卒中。因此，对于患有心脑血管疾病的老人来说，清晨锻炼是相当危险的，为了健康最好把时间调整到一天之中温度较高的下午。

老年人晨起血压升高过快是导致疾病发作的重要原因之一。清晨血压升高过快者，疾病突发率较其他人高3倍。清晨血压的控制，对有效预防心脑血管疾病的猝发相当重要。

有高血压的老人可在家自测血压，看是否有晨起血压过高的现象。如果有，就应在医生的正确指导下服用降压药，使血压在清晨起床后不会过高。

有冠心病、高血压、糖尿病等慢性疾病的患者一旦遭遇低温天气，患上突发心肌梗死的风险就会加大。就普通人群来说，应该积极做好保暖，在气温特别低的清晨，不要迎风劲走、晨练，避免人体血管受到寒冷的刺激。尤其是进入冬季，温差在15℃以上，血管就会剧烈收缩，使血管壁上附着的斑块脱落。斑块随血液流到狭窄的地方，就容易堵塞血管。

对于有高血压、糖尿病、冠心病等疾病史的患者来说，更要尽量减少晨练，最好在阳光充足时锻炼，外出活动要注意手部、头部的保暖，不宜进行剧烈运动。饮食上要注意少吃辛辣和油腻食物，还应保持心态平和，避免情绪大起大落。一旦出现持久胸闷、心绞痛、发热、心律失常、休克和心力衰竭，以及头昏脑涨、头疼、面部发麻、流口水等症状时，应立即到正规医院就诊。

第二节

饱餐洗澡可不妙

有句谚语说，"饭后不洗澡，酒后不洗脑"，字面上的意思就是，吃完饭以后不要马上洗澡，喝完酒以后不能立刻洗头。这是因为在刚吃饱饭的时候，胃部会集中大量血液用于消化食物，这时供应给其他器官的血液就会相对减少，如果这个时候洗澡，周身的皮肤和肌肉血管扩张，血液流量加大，就会造成供给消化器官的血液减少，从而影响消化吸收，容易引起低血糖，甚至出现虚脱、昏倒的情况。

当吃完饭时，血液大量地流入胃部，其他部位就会缺血，心脏也会缺血，严重者会诱发心绞痛甚至心肌梗死。而洗头时要低头，会造成头部缺血更加严重。另外，浴室通风不畅，洗澡时水蒸气含量较高，而氧气含量较低，在这样环境中人的代谢水平较高，使人体血中含氧量减少，因此，使人体极易产生缺氧症状，轻则头晕、头疼，重则出现昏迷。

饱餐后不宜洗澡，同样饥饿时洗澡也不好，因为人在饥饿的情况下，血糖水平最低，无法保证洗澡时所需的热量消耗，所以，饥饿时洗澡容易出现头昏眼花，甚至休克等症状。

洗澡最好在饭后一两个小时，可以根据自己的体质选择洗澡时间，比如体质虚的老人可以选择中午阳气最旺的时候洗澡，这样能达到互补的效果，不易生病。除了洗澡，再讲讲热水泡脚的问题。

寒冷的冬天，好多人都会觉得手脚冰凉，腿寒膝冷，喜欢每天用热水烫烫脚。中医认为"风寒脚下生"，每天泡泡脚，对于缓解腰腿酸痛、失眠焦虑有一定的帮助，尤其是冬天天气寒冷，人体更容易出现气血淤滞、寒性肌肉酸痛、血管末梢循环不良，从而导致手脚冰凉及各种不适。这时用热水泡脚可以达到疏通经络、解表散寒的功效，从而缓解手脚冰凉，帮助扩张毛细血管，促进脑部供血等。

身体健康的人泡脚、泡温泉都没问题，但对于某些特殊人群来说就要注意了，例如冠心病、心功能不全患者，低血压、经常头晕的人，都不宜用太热的水泡脚或长时间泡脚、泡温泉。因为过高的水温会使心脑血管病患者的毛细血管扩张，从而加大了血液流量，引发心、脑供血不足，这对于血液循环本身就不畅的人来说，无异于雪上加霜。

泡脚时温度以40℃左右为宜，防止过热烫伤皮肤。时间也不宜过长，不超过30分钟。泡脚最好用较深、底部面积较大的木质桶或搪瓷盆，能让双脚舒服地平放进去，而且最好让水一直浸泡到小腿。

另外天气转冷、季节交替之际，是心脑血管疾病高发时期，要特别注意保护头部的温度，洗头后要及时擦干，不要湿着头发就睡觉。

第三节
急救措施要掌握

1. 心绞痛

心绞痛常发生在劳累、饱餐、受寒和情绪激动时，突然出现胸骨后范围不太清楚的闷痛、压榨痛或紧缩感，疼痛向右肩、中指、无名指和小指放射。患者自觉心慌、窒息，有时伴有濒死的感觉。每次发作历时1~5分钟。不典型的心绞痛表现多种多样，有时仅有上腹痛、牙痛或颈痛。

家庭急救措施：

（1）让患者立即停止一切活动，坐下或卧床休息含服硝酸甘油片，1~2分钟即能止痛，且持续作用20~30分钟；或含服异山梨酯（消心痛）一两片，5分钟奏效，持续作用2小时，也可将亚硝酸异戊酯放在手帕内压碎嗅之，10～15秒即可奏效。上述几种药物皆属于速效扩血管药物。其中亚硝酸异戊酯效果更快、作用更强，但维持药效的时间短，仅7～8分钟；而硝酸甘油片可维持药效达30分钟。由于亚硝酸异戊酯的扩血管作用强，故在用药后可能出现短暂的低血压。为防不测，用药见效后，应立即找地方坐下休息。但是，同时有青光眼的患者上述几种药物均不能服用，否则会因眼压升高而引起剧烈眼痛、头痛、视力模糊甚至失明。

（2）若当时无解救药，也可指掐内关穴（前臂掌侧横纹上2寸，两条筋之间）或压迫手臂酸痛部位，也可起到急救作用。

（3）休息片刻，待疼痛缓解后马上送医院检查。如果近期内发生心绞痛次数增加，间隔时间缩短，疼痛加重，持续时间超过10分钟，舌下含硝酸甘油用量增加或效果不好。往往是由于冠状动脉病变进一步进展，心绞痛呈不稳定型，很可能是心肌梗死的前驱症状，应及早到医院治疗，以免延误病情。

2. 高血压

高血压是一种常见的疾病，属于慢性疾病中的一种，当高血压患者出现血压升高的情况时，可增加心肌梗死、心源性猝死、脑出血或脑梗死以及肾衰竭等恶性事件发生的风险。假如突然出现高血压急症且在家中发生，这时候该如何急救呢？

假如家庭成员中有中老年高血压患者，一般应配备听诊器、血压计、常用降压药和硝酸甘油等心血管病急救用品，有条件的还可添置氧气袋以备急救之需。一旦发病，应及时采取正确的急救措施，这可为抢救患者的生命赢得宝贵的时间。

高血压危象：因血压骤然升高而出现剧烈头痛，伴有恶心、呕吐、胸闷、视力障碍、意识模糊等神经症状。

家庭急救措施：此刻患者应卧床休息，并立即采取降压措施，选用复方降压片等，还可加服利尿剂，尽量将血压降到正常水平。对意识模糊的患者要给予吸氧，症状仍未缓解时，需及时护送患者到附近医院急诊治疗，同时进一步查清高血压危象的原因和诱因，防止复发。

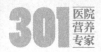

3. 急性心肌梗死

该症状起病急，常发生剧烈的心绞痛、面色苍白、出冷汗、烦躁不安、乏力甚至昏厥，症状和后果比心绞痛严重得多，患者有一种不曾经历的濒死样恐怖。假如患者突然心悸气短，呈端坐呼吸状态，口唇发绀，伴咯粉红色泡沫样痰等症状，应考虑并发急性左心衰竭。

家庭急救措施：此时家人必须让患者绝对卧床休息，就是饮食和大小便都不要起床，避免加重心脏的负担，可先服镇静、止痛、强心、止喘药等，同时呼叫救护车急救，切忌乘公共汽车或扶患者步行去医院，以防心肌梗死的范围扩大，甚至发生心搏骤停，危及生命。

急性心肌梗死常常会发生心搏骤停的险情，家人应掌握家庭常用的心肺复苏救治方法来赢得时间，以等待医生赶来救治。

第四节

懒人运动慢慢来

现代社会生活节奏明显加快，竞争激烈，工作压力大，很多人不得已超负荷运转，熬夜加班成了家常便饭。偶尔的一点放松时间，便想起"生命在于运动"的名言，于是跑到健身房狂练一番，或是一口气爬到山顶，以为这样就算是运动了，身体就健康了。殊不知，这样做的危害可能更大。

现在的心脑血管病患者中，不乏年轻人，这些人平时长期工作紧张，身体超负荷运转，疾病已悄然而至，蓄势待发，一旦激烈运动，超出身体承受能力，发生意外也就不足为奇了。

正确的做法是，每周保持两三次活动，每次持续1小时左右，运动以有氧运动为佳，如快走、慢跑、游泳、骑自行车等（无氧运动主要指力量训练，如举重、角斗等）。那么运动强度多大算合适呢？

判定运动强度的公式如下：

$$最大心率=220-实际年龄$$

$$最低心率＝（最大心率－安静心率）×0.6+安静心率$$

最高心率＝（最大心率－安静心率）×0.8＋安静心率

如果运动后测得心率介于最高与最低心率之间，那么此次运动强度适当。例如：一位60岁的老年人，他的安静心率是80次／分，那么最大心率就是220-60=160次／分，那么最高心率为144次／分，最低为128次／分，运动后心跳低于128次／分则表示运动强度太低，达不到运动效果，心跳超过144次／分则表示运动强度太高，可能会导致各种意外；此外，在运动后，有点喘，有微微流汗，仍可讲话而不累，就表示此次运动强度适当。若活动后气喘吁吁、大汗淋漓，明显感到疲乏，甚至有头晕目眩等不适症状时，说明运动量过大了。

下面以散步为例说说懒人应该怎样慢慢地进行运动。

讲到散步自然就会联想到足部与小腿肌肉，尤其是小腿肌肉，它是血液循环的"水泵"。人类是慢慢从四肢爬行进化成双脚直立的，这方便了我们的日常生活，但是对血液循环来说这算不上是一件幸运的事。人类的心脏在直立过程中逐渐远离地面。受到地球引力的影响，血液循环需要克服的障碍就增加了许多。但是，也不是说，像蛇一样爬行，减少重力的影响就是好的。值得庆幸的是，双脚行走除了能够移动以外，还具有另外的功能，通过行走，可以帮助把腿部的血液输送到心脏。本来只能依靠心脏的搏动艰难进行的血液循环，可以得到一定的帮助。在这里，最功不可没的就是小腿肌肉。

在行走的时候，足筋腱进行着反复的收缩和扩展的动作。同时，小腿肌肉也伸展和收缩。小腿肌肉的伸展和收缩就像水泵一样，把通过动脉输送到腿部的血液，又经静脉送回到心脏。在我们的身体里，心脏就是用水泵的原理供应血液的脏器，而小腿肌肉也是通过这一原理促进血液循环的。所以可以说小腿肌肉是人体的"第二心脏"。而且，小腿肌肉的发达程度可以与心脏相媲美。

只依靠心脏的水泵动力，把血液供应到全身是非常困难的。得益于小腿这一助手，血液循环才能够进行得更有效。当血液向下肢输送时，虽然腿部离心脏较远，但是因为重力作用，血液可以轻松地到达腿部，但同样因为重力作用，从腿部返回心脏却会更加困难，下肢静脉瘤就是因此而导致的疾

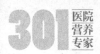

病。除此之外，还有胃下垂、眼睑下垂、尿失禁、褥疮、脱肛等疾病。

行走是治疗血液循环障碍最有效的方法。在这里，小腿肌肉起主导作用。走路不仅是为了移动或进行有氧运动，也会对血液循环起到很重要的作用。因为，走路可以让"第二心脏"跳动。

懒人慢慢运动，也可以选择从伸展运动开始。

做做伸展运动是放松身体最有效的方法。身体里的肌肉有些平时经常使用而有些完全没有活动。因此，在做某些特定运动的时候，突然一活动，肌肉就会变僵硬，感到疼痛。

和肌肉一样，我们的血管也容易变得紧张僵硬。在紧张僵硬的肌肉或冰凉的皮肤下的血管，更容易收缩，变得更僵硬。

放松肌肉的同时也放松血管的一个好办法就是做做伸展运动。所以，伸展运动可以促进相关部位的血液循环，产生的热量也能传给肌肉，解决肌肉僵硬的问题。

寒冷的天气里，肌肉更容易变僵硬。肩膀肌肉感到僵硬时，用温水淋浴，做伸展运动，就会缓解症状。蒸桑拿浴让身体暖和这个办法也很有效，因为身体暖和以后，血液循环就会畅通。

做伸展运动时，脖子、肩膀、胳膊等各部位，最好是左右对称均匀地活动一下。徒手体操或瑜伽也是很好的伸展运动。原地坐着活动胳膊和做一些脖子的伸展运动，可以锻炼肩关节和颈部，达到醒脑开窍的目的。平时只要闲着没事都应该做做伸展运动。

运动固然有好处，但运动不当，给人带来危害也屡见不鲜。因此，在参加体育运动时，须注意以下问题：

（1）运动前后避免情绪激动。精神紧张及情绪激动均可使血中儿茶酚胺增加，降低心室颤动阈值。加上运动有诱发室颤的危险，因此，对于心绞痛发作3天之内，心肌梗死发作半年之内的患者，不宜做比较剧烈的运动。

（2）运动前不宜饱餐。因为进食后人体内血液供应需重新分配，流至胃肠帮助消化的血量增加，而心脏供血相对减少，易引起冠状动脉相对供血不足，从而引发心绞痛。

（3）运动要循序渐进，持之以恒，平时不运动者，不要突然进行剧烈的运动。

（4）运动时应避免穿得太厚，影响散热，增加心率。心率增快会使心肌耗氧量增加。

（5）运动后避免马上洗热水澡。因为全身浸在热水中，必然造成广泛的血管扩张，使心脏供血相对减少。

（6）运动后避免吸烟。有些人常把吸烟作为运动后的一种休息，这是十分有害的。因为运动后心脏有一个运动后易损期，吸烟易使血中游离脂肪酸上升和释放儿茶酚胺，加上尼古丁的作用而易诱发心脏意外。

总之，懒人运动应该慢慢来，这样才能真正地起到强身健体的作用。

第五节
切记不能乱停药

我们都知道，服用药物的目的是为了预防和治疗疾病，一旦达到预期目的，便应及时停药。然而，有些慢性疾病需要长期用药物控制。有些人为了减轻药物带来的副作用，只要症状好转就立即停药或减少用药剂量，这种方法不可取，会导致疾病复发，甚至威胁生命。

例如，高血压和高脂血症。高血压是最常见的慢性病之一，也是心脑血管疾病最主要的危险因素，但是高血压也是可以预防和控制的疾病，血压控制良好可以明显减少脑卒中等心脑血管事件的发生。抗高血压药物的应用是对高血压患者很重要的治疗手段，不少高血压患者甚至需要多种抗高血压药物联合治疗。

俗话说"是药三分毒"，很多高血压患者担心药物应用会增加肾脏的负担，有些患者在治疗高血压期间出现蛋白尿，便怀疑是药物导致了肾脏的损害。不少患者因此自行停药导致血压长期失控，结果不但加速了高血压各项并发症的出现，而且肾脏功能也出现了不可逆的损伤。为了保护肾脏功能，抗高血压药物到底能不能停？这需要从血压与肾脏的关系说起。血压调节的重要器官——肾脏可排泄人体多种代谢产物，调节人体的水电解质平衡，为人体提供一个稳定的内环境。另外，肾脏还有一些少为人知，

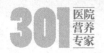

但非常重要的内分泌功能。人体的血压靠血液循环容量及外周血管阻力两大因素维持，肾脏通过调节水盐平衡维持血容量的平衡，通过产生多种生物活性物质调节外周血管阻力稳定，故对人体血压的调控至关重要。肾脏虽然有很强大的代偿能力，但是超出肾脏代偿能力的时候，血压就会出现波动，大多数肾脏病患者会出现继发性高血压，其原因也在于此。和原发性高血压相比，肾性高血压治疗难度更高也更复杂，可能需要更多或更强的抗高血压药物治疗。

肾脏对血压有调控作用，那么血压升高又会对肾脏造成什么影响呢？肾脏有丰富的血管。血压升高压力会传递到肾小球毛细血管网，高压高滤过导致肾小球损害以及肾血管结构和功能的改变，临床表现为蛋白尿、夜尿增多等，最终会导致肾功能损害。肾脏既是血压调节的重要器官，也是高血压损害经常累及的重要器官。原发性高血压控制不佳，一般4～5年会出现肾损害（视发病年龄、血压升高情况及是否合并其他疾病等情况，存在一定差异），而肾性高血压，血压控制不佳会更进一步加重肾脏的损害，加大肾脏病的治疗难度并影响疗效；而肾脏病的加重又会进一步增加高血压治疗的难度，从而形成一个恶性循环。

因此，不论是肾脏病导致的高血压，还是高血压导致的肾脏病，尽早降压治疗，将血压长期平稳地控制在理想水平，对于保护肾脏至关重要，可以大大延缓肾损害的进程。综上所述，患者不能因为保护肾脏而轻易停用抗高血压药物，更不能自行停药。目前临床上应用的抗高血压药物种类较多，都是通过了临床试验、验证了疗效和安全性的药物，不良反应的发生率极低。

药物导致不可逆的肾脏损害更是罕见。出现肾损伤的患者大多与药物的使用方法不当、用药较多导致的相互作用、并发其他疾病或患者个体敏感性高有关。建议患者在使用药物初期，咨询医师或药师，以了解药物使用的注意事项，评估用药风险；用药期间规律监测血压，定期复查，并评估高血压对靶器官的影响及药物的不良反应。对于高血压患者来说，平稳降压、降压达标，才是对肾脏最好的保护。

除了高血压患者，高脂血症患者也不能轻易停药或减量。

高脂血症是一种血脂代谢紊乱疾病，和高血压一样是一种慢性疾病。

通过服用降脂药物，血脂可以长期控制在正常范围内，但并不等于高脂血症就"治愈"了，一旦停药，血脂会很快再次升高。在高脂血症的治疗过程中，当血脂长期稳定后，可在医师的指导下试着减少药物剂量和种类，以最少的药物和尽可能低的剂量维持目标血脂。

长期大规模临床试验得出的令人鼓舞的结果都是在限定剂量或逐渐递增剂量的基础之上的。还有临床观察显示，达标后减量往往引起血脂反弹，同时，减量也容易动摇患者坚持的信念，不利于长期疗效的维持。因此，只要没特别严重或不能耐受的不良反应，就不应减量或停用降脂药。当然临床实际操作中，也应该具体情况具体分析，降脂药减量一定要以血脂达标为前提，在此基础上，要定期监测血脂情况，一旦超标就应加回原剂量。

第六节
低温天气户外锻炼要谨慎

《美国医学会杂志》上发表的一项跨度长达16年的队列研究数据分析显示：恶劣天气，尤其是低温，与心肌梗死风险升高关系密切；而低气压、较高的风速和较短的日照时间也是独立的心肌梗死诱因。那么，寒冷时节的低气温和冷风过境为何容易诱发心肌梗死？对于心肌梗死高危人群，在遭遇极端天气时应如何自我保护？

研究表明，低温、寒潮、暴风雪等恶劣天气，极易使心肌梗死发病率迅猛上升。这种情况不仅表现在北欧、北美等地区，在我国北方特别是东北地区也很常见。临床中，由于严寒加重的高血压、心肌梗死、心力衰竭、心律失常、血栓性疾病在我国北方相当普遍。因寒冷与心脑血管事件密不可分，故寒冷地区高血压靶器官损害所致的心脑血管事件，在冬季表现得更为严重。大气温度每下降10℃，总冠脉事件发生率增加13%，冠心病事件和死亡率增加11%，经常性事件增加26%。中国疾病预防控制中心的一项研究表明，与其他心脑血管疾病所致心力衰竭相比，心肌梗死引发的心力衰竭更易受气温所左右，在冬季心肌梗死酿成的心力衰竭为42%，而在夏季这一比例仅为13%。极端气温可使血压、血液黏稠度、胆固醇和心率发生变化。随着肥胖和糖尿病等相关疾病发病率的升高，易受极端气温影响的人群亦不断增多，并且增加了未来的发生心脑血管疾病的可能性。专家解释说，天气寒冷，会使人体的血管收缩，血液黏稠度增加，冠脉血管阻力增大，容易造成血压升高，心肌缺血、缺氧等，加大心脑血管疾病恶化的概率。另外，天冷之后人体运动相对减少，尤其是坐办公室的工作人员，本来血液循环就比较慢，加上天冷时偏向于高糖、高脂肪等高热量食物的大量摄入，带来血糖偏高、血脂异常等不利因素。所有这些原因，又有可能导致冠状动脉斑块破裂、血栓形成，致使心肌梗死、心脏猝死事件随之升高。概括起来，寒冷应激可通过诱导交感神经兴奋、动脉粥样硬化炎症反应、内皮细胞功能障碍、适应性产热增加等机制而致急性心肌梗死，因此成为急性心肌梗死重要的"推手"。

此外，还有一个不容忽视的因素是，降雪也极有可能危害心血管健康。加拿大蒙特利尔大学的学者利用1981 ~ 2014年间加拿大魁北克省环境和健康管理数据，分析了降雪量和降雪时间与心肌梗死患者入院或死亡的关系。分析结果显示，降雪20cm之后，男性患者的心肌梗死入院和死亡风险随之增高；降雪24小时后，风险显著上升；且这种关系在降雪后次日最明显，而2 ~ 3天的持续降雪会进一步提高心肌梗死的发病率。在极端气候或反常的气象条件下，人们应提高警觉，加强防范，规避潜在的危害。在日常生活中，大家要及时收听、收看天气预报，根据气温和天气情况，做好自我保健工作，随气候变化而增减衣物，防寒保暖；尤其是患有高血压、血脂异常等慢性疾病的人群，在气温骤降、冷空气过境或大雪袭来时，须尽量减少晨练及户外活动。

第七节
心电图正常完全排除冠心病不可取

在临床工作中，尤其是在基层医院，心电图是诊断冠心病最方便快捷的手段，临床上约80%的冠心病患者静息心电图为慢性ST-T改变，提示心肌缺血性表现，但尚有20%的冠心病患者其静息时心电图正常。过去把胸痛发作时心电图正常者，尤其是无ST-T改变者，认为无心肌缺血存在，易造成漏诊，临床上有不少心源性猝死患者，找不到既往心脏病的依据。随着选择性冠状动脉造影技术的推广，冠心病的诊断变得更为直观、准确。心电图在缺血性心脏病诊断中的局限性越来越明显。

通过分析，冠脉造影确诊冠心病而心电图正常的原因有以下几点：（1）冠状动脉局限性轻度狭窄，心肌缺血较轻，静息状态下心电图正常。因其狭窄程度较轻，当心肌代谢增加时，冠状小动脉可以充分扩张，冠脉血流量增加，以保持心肌需氧和供氧的平衡，使心电图无心肌缺血的表现，但患者可出现明显不适症状。（2）由于冠状动脉在心室壁内分支之间有丰富的细小交通支。当冠状动脉粥样硬化引起管腔狭窄或闭塞时，心肌耗氧量增大，发生缺血缺氧后，血管两端压力梯度发生改变，交通支扩张，血管开放，建立有效的侧支循环，可表现为静息心电图正常。（3）2～3支血管病变中，血管狭窄部位相互对应，这些相互对应的病变部位产生的缺血性ST-T向量相互中和抵消，其结果表现为心电图基本正常。因此，在临床工作中，首诊医生要高度重视诊断慢性冠状动脉供血不足心电图检查存在的不足，在选择性冠状动脉造影技术已日趋成熟，对冠心病的诊断更为准确、直观的今天，遇到类似患者应积极向患者解释，结合临床表现建议患者及时行冠脉造影检查，以进一步明确诊断，避免漏诊。

心电图检查对冠心病的诊断并不是一个非常敏感的方法，如果冠心病在非发病时期，其心电图检出率仅是30%～50%，而50%以上的患者心电图表现正常。有的老人会疑问，既然心电图不能确诊冠心病，那为什么还要做这项检查呢？

实际上，心电图检查有其自身的优点——省时、方便、价格低廉，可以让医生在短时间内获得诊断信息，且对心律失常和传导障碍，以及心肌梗死等，都有重要的诊断价值，属于一种常规检查。

对于冠心病，临床上认为冠状动脉造影检查是诊断金标准。但由于临床心电图检测具有操作方便、无创及重复性高等临床优势被广泛地应用于冠心病的诊断中，甚至成为诊断主流，尤其以初诊冠心病患者的应用最多。

在临床大量实践证明显示，部分冠心病患者其心电图检查后无变化，显示正常，与冠状动脉造影检查结果不一致，导致冠心病患者存在大量的误诊及漏诊情况，延误疾病治疗的最佳时间，影响患者的生活质量。因此，在临床上要针对部分"假阴性"冠心病患者的冠状动脉的冠脉病变特点进行分析，可提高临床检查诊断的准确性，进而降低误诊及漏诊发生情况。相关研究统计显示，冠状动脉的病变支数对冠心病严重程度的影响较大，也是主要因素。以单支冠状动脉病变为主的冠心病，冠状动脉主要以中度狭窄为主，病情相对较轻，可在一定范围内保证正常的冠状动脉血流通畅，所以其临床症状不明显，导致心电图检查结果正常。综上所述，心电图检查结果正常的冠心病患者主要表现为单支病变，病变部位主要以侧支循环为主，狭窄程度较轻。

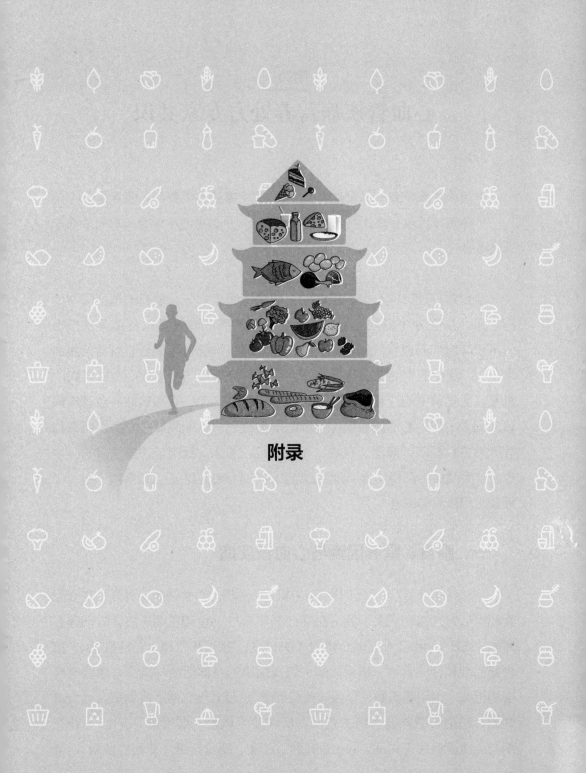

附录

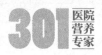

附录一

心血管疾病营养处方专家共识

中国康复医学会心血管病专业委员会　中国营养学会临床营养分会

中华预防医学会慢性病预防与控制分会　中国老年学学会心脑血管病专业委员会

膳食营养是影响心血管疾病的主要环境因素之一。现有的循证医学证据显示，从膳食中摄入的能量、饱和脂肪和胆固醇过多以及蔬菜水果摄入不足等增加心血管病发生的风险，而合理科学膳食可降低心血管疾病风险[1-4]。健康的生活方式行为包括合理的膳食是预防和治疗心血管疾病的基石。医学营养治疗和/或生活方式治疗可减少LDL-C和其他心血管疾病危险因素；作为心血管疾病二级预防的措施之一，能降低冠心病发病率和病死率，且经济、简单、有效、无副作用。因此，我国与许多国家的医学专业学会或协会都将膳食干预和/或生活方式治疗纳入心血管疾病一级、二级预防和康复的内容[5-10]。

一、膳食、营养因素与心血管疾病

流行病学研究、实验研究和临床研究表明，心血管疾病与许多膳食因素和生活方式密切相关。循证医学证据显示[3]，鱼和鱼油［富含二十碳五烯酸（EPA）和二十二碳六烯酸（DHA）］、蔬菜和水果（包括浆果）、富含亚油酸和钾的食物、植物甾醇，以及规律的身体活动与减少心血管疾病密切相关；饱和脂肪酸（豆蔻酸和棕榈酸）、反式脂肪酸、高钠摄入、大量饮酒、超重和肥胖显著增加心血管疾病发生风险；维生素（Vit）E补充剂与心血管疾病无关联。α-亚麻酸、油酸、膳食纤维（非淀粉多糖）、全粒类谷物、无盐坚果、叶酸很可能减少心血管疾病风险；膳食胆固醇和未过滤的熟咖啡很可能增加心血管疾病风险；硬脂酸与心血管疾病没有关系。摄入类黄酮和大豆制品可能减少心血管疾病风险，而富含月桂酸的脂肪、β-胡萝卜素补充剂和胎儿营养不良可能增加其风险。膳食营养因素与患心血管疾病风险研究证据水平见附表1。

附表1　膳食营养因素与患心血管疾病风险研究证据水平[3]

证据	降低危险	没有相关	增加危险
令人信服	亚油酸 鱼和鱼油（EPA和DHA） 蔬菜和水果（包括浆果） 钾 适量酒精（对冠心病） 植物甾醇 规律的身体活动	维生素E 补充剂	饱和脂肪酸（豆蔻酸和棕榈酸） 反式脂肪酸 高钠摄入 大量饮酒（对脑卒中） 超重和肥胖
很可能	α-亚麻酸 油酸 膳食纤维 全粒类谷物 无盐坚果 叶酸	硬脂酸	膳食胆固醇 未过滤的熟咖啡
可能	大豆制品 类黄酮		富含月桂酸的脂肪 β-胡萝卜素 补充剂 胎儿营养不良
证据不足	钙 镁 维生素C 维生素D		碳水化合物 铁

注：EPA为二十碳五烯酸；DHA为二十二碳六烯酸。

（一）膳食脂肪酸和胆固醇

（1）饱和脂肪酸：大量关于膳食脂肪与心血管疾病尤其是与冠心病之间的动物实验、人群观察研究、临床试验和代谢研究均证明脂肪酸和膳食胆固醇与心血管疾病强相关[11]。脂肪摄入量过高，尤其是饱和脂肪酸摄入增多可升高血TG、TC和LDL-C水平。这些饱和脂肪酸

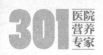

主要是存在于畜肉（特别是肥肉）、禽肉、棕榈油和奶制品中的豆蔻酸（$C_{14:0}$）、棕榈酸（$C_{16:0}$）和月桂酸（$C_{12:0}$）。硬脂酸（$C_{18:0}$）对血TC没有显著影响，即不升高也不降低血TC水平，且在机体内很快转变成油酸[12]。

（2）反式脂肪酸：常用植物油的脂肪酸均属于顺式脂肪酸。植物油部分氢化过程中产生大量反式脂肪酸。代谢研究和人群研究证明，反式脂肪酸摄入过多不仅升高血LDL-C，而且还降低HDL-C，易诱发动脉粥样硬化，增加冠心病风险[13]。反式脂肪酸主要存在于氢化植物油（如起酥油、人造奶油）及其制品（如酥皮糕点、人造奶油蛋糕、植脂末）、各类油炸油煎食品、高温精炼的植物油和反复煎炸的植物油。目前，我国居民反式脂肪酸摄入量还很低，但还是推荐尽可能地减少氢化植物油及其制品的摄入，特别是心血管疾病患者及其高危人群。

（3）不饱和脂肪酸：代谢研究证明，用单不饱和脂肪酸和n-6多不饱和脂肪酸代替饱和脂肪酸可以降低血TC和LDL-C水平[14]，其中多不饱和脂肪酸比单不饱和脂肪酸降脂效果更好。油酸是唯一的单不饱和脂肪酸，主要存在于茶油、橄榄油、菜籽油和坚果。多不饱和脂肪酸包括n-6和n-3多不饱和脂肪酸。n-6多不饱和脂肪酸主要是亚油酸，葵花籽油、玉米油和豆油中含量丰富。n-3多不饱和脂肪酸来自植物油的α-亚麻酸和鱼及鱼油中的EPA和DHA。n-3多不饱和脂肪酸具有广泛的生物学作用，对血脂和脂蛋白、血压、心脏功能、动脉顺应性、内分泌功能、血管反应性和心脏电生理均具有良好的作用，并有抗血小板聚集和抗炎作用[15]。EPA和DHA有较强的降血TG、升高HDL-C效果，对预防冠心病有一定的作用。

（4）胆固醇：血TC主要来自膳食胆固醇和内源性合成的胆固醇。动物食品如肉、内脏、皮、脑、奶油和蛋黄是胆固醇主要的膳食来源。尽管胆固醇摄入量与心血管疾病关系的研究证据尚不完全一致[16]，但是膳食胆固醇摄入过多升高血TC水平，因此应尽可能减少膳食胆固醇的摄入。蛋黄富含胆固醇，但蛋黄不含饱和脂肪酸。如果能很好控制肉类食物的摄入量，就不需要非常严格地限制蛋黄的摄入。研究显示，每天不超过1个蛋黄，对健康有益，但冠心病患者应减少摄入量[17]。

（二）植物甾醇

植物甾醇广泛存在于植物油脂和植物性食物中，例如米糠油、玉米油、芝麻油、蔬菜、水果、豆类、坚果及谷物。临床试验和荟萃分析证实，植物甾醇通过抑制胆固醇的吸收可降低血清TC，每日摄入1.5～2.4g的植物甾醇可减少膳食中胆固醇吸收30%～60%，平均降低血液LDL-C水平10%～11%[18-20]。2009年美国食品药品监督管理局（FDA）批准了健康声称（Health Claims）"每日最少摄入量为1.3g的植物甾醇酯（或0.8g游离甾醇）作为低饱和脂肪和胆固醇膳食的一部分，可以降低心脏病发生危险[21]"。我国卫生和计划生育委员会已经批准植物甾醇为新资源食品，包括植物甾烷醇酯，摄入量＜5g/d（孕妇和＜5岁儿童不适宜食用）；植物甾醇，摄入量为≤2.4g/d（不包括婴幼儿食品）；植物甾醇酯，摄入量≤3.9g/d（不包括婴幼儿食品）。现有的证据支持推荐成人摄入植物甾醇降低LDL-C。

（三）膳食纤维

许多研究显示，绝大多数膳食纤维可降低血TC和LDL-C，高膳食纤维以及富含全谷粒的食物、豆类、蔬菜、水果的膳食可降低冠心病风险[22-24]。

（四）抗氧化营养素（剂）、叶酸和类黄酮

荟萃分析病例对照研究和前瞻性观察研究结果显示，膳食Vit A和Vit E与心血管病风险负相关[25]。但心脏预后评估试验（HOPE）临床干预研究结果显示，单纯补充Vit E对男女心肌梗死、脑卒中或因心血管原因而引起的死亡无影响[26]。对心脏保护的研究结果显示，高危人群补充Vit E、Vit C和β-胡萝卜素未见明显益处[27]。在许多用膳食Vit C降低冠心病的研究中，增加Vit C摄入似乎有一定作用，但目前尚无确切的临床试验证据。观察性群组研究认为，类胡萝卜素有一定的保护作用，但4个随机实验研究的荟萃分析结果却增加了心血管死亡的风险[28]。因此，目前的证据显示，只有通过天然食物摄入的抗氧化营养素才有益于健康。

叶酸与心血管疾病的关系多数是通过其对同型半胱氨酸的影响得出的

结论。同型半胱氨酸很可能是一个独立的冠心病危险因素和脑卒中危险因素。血浆叶酸的下降与血浆同型半胱氨酸水平的升高有很大关系，补充叶酸可以降低血浆同型半胱氨酸水平。健康调查显示，通过膳食和补充剂补充叶酸和 Vit B_6 可以预防冠心病[29]。前瞻性研究荟萃分析显示，通过饮食摄入较高的叶酸可以使患缺血性心脏病的风险下降16%，脑卒中的风险下降24%[30]。RCT研究荟萃分析显示，补充叶酸对心血管疾病没有显著影响，对预防脑卒中可能有益[31]。

类黄酮是多酚类化合物，广泛存在于各种新鲜蔬菜和水果、茶叶等食物中。前瞻性研究显示膳食类黄酮与冠心病负相关。

（五）钠和钾[32-33]

钠摄入量与血压直接相关。据估计，每天的钠摄入量减少50mmol/L可以使需要降压治疗的人数减少50%，减少脑卒中死亡22%，减少冠心病死亡16%。前瞻性研究显示，24h尿钠排泄量与急性冠心病呈正相关，尤其是超重男性。

对32项试验进行系统分析显示，每天减少70～80mmol/L钠摄入量，高血压患者收缩压和舒张压分别降低4.8mmHg（1mmHg = 0.133kPa）和1.9mmHg，正常人血压分别降低2.5mmHg和1.1mmHg。临床试验还证明从小限制钠的摄入，可使血压持续保持低水平到成年。包括中国在内的低钠膳食干预试验结果表明24h尿钠为70mmol/L左右的低钠膳食是安全有效的，干预组血压大幅度下降。

RCT的荟萃分析证明，提高钾摄入量可使正常人收缩压/舒张压分别下降1.8/1.0mmHg，使高血压患者血压下降4.4/2.5mmHg。大样本人群研究发现，钾摄入量与脑卒中呈负相关。虽然证明钾补充剂对血压和心血管疾病有保护作用，但没有迹象显示必须长期使用钾补充剂才能减少心血管疾病风险。建议多摄入蔬菜和水果保障足够钾的摄入。

（六）Vit D

大型前瞻性队列研究显示，人体内较低浓度的25-羟基 Vit D［25（OH）VitD］与心血管疾病、癌症高发及全因病死率相关[34-36]，但目前缺少干预研究证据，应用Vit D防治心血管病时应慎重。

（七）食物

（1）蔬菜水果：前瞻性研究显示，冠心病和脑卒中与蔬菜、水果摄入负相关[37-38]。荟萃分析结果显示，每天多食用1份蔬菜或水果（约100g）可减少4%冠心病的风险和5%的脑卒中风险。在控制高血压的膳食法（dietary approaches to stop hypertension，DASH）研究证明混合膳食有益于降压，但与对照组相比，蔬菜和水果膳食也能降压，收缩压/舒张压降低了2.8/1.1mmHg。

（2）鱼：绝大多数人群研究证明吃鱼可降低冠心病风险。每周至少吃鱼1次可减少冠心病风险15%。一项系统综述表明，只有高危人群才能从增加鱼摄入量中获益。据估计，高危人群每天摄入40～60g脂肪含量高的海鱼可以使冠心病病死率减少约50%。第1次心肌梗死的生还者1周至少吃2次脂肪含量高的鱼（fatty fish），2年的病死率可降低29%。根据36个国家的研究数据显示，吃鱼可以降低各种死亡危险以及心血管疾病病死率[39-41]。

（3）坚果：大型流行病学研究证明，经常吃富含不饱和脂肪酸的坚果与冠心病低风险相关。荟萃分析显示，平均每天食用67g坚果，可降低血清TC 0.28mmol/L（约降低5.1%）和LDL-C 0.27mmol/L（约降低7.4%）；在高TG血症的人群中，坚果更可以降低血清TG 0.54mmol/L（约10.2%）[42-44]。但坚果的能量密度较高，需要注意膳食能量的平衡，以防摄入能量过高。

（4）大豆：大豆含有丰富的优质蛋白、不饱和脂肪酸、钙、B族维生素以及异黄酮、植物甾醇及大豆低聚糖等，是我国居民膳食中优质蛋白质的重要来源。38个临床研究结果显示，在未患冠心病的人群中，每天摄入47g大豆蛋白可以使血TC下降9%，LDL-C下降13%[45-46]。动物实验结果显示，摄入大豆异黄酮可以预防冠心病。FDA 1999年通过了健康声称"每日摄入25g的大豆蛋白，并且保持低饱和脂肪酸和低胆固醇饮食，可以降低心脏病发生的危险"[47]。

（5）酒和酒精：有充分证据表明，适量饮酒可以降低冠心病风险[48]。

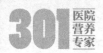
无论是啤酒、葡萄酒还是白酒，所有酒精饮品都只与冠心病低风险有关，并不适用于其他心血管疾病，也不提倡已经罹患心血管疾病的患者饮酒。

（6）咖啡：未过滤的熟咖啡可升高血TC和LDL-C，因为咖啡豆含有一种咖啡雌醇的类萜酯。咖啡里的咖啡雌醇量取决于冲咖啡的方法，经过滤纸过滤的咖啡其含量为零，而未过滤的咖啡含量高。在芬兰，由饮用未过滤的咖啡改为饮用过滤的咖啡可大幅度降低血TC。一项前瞻性队列研究表明，饮用过滤的咖啡不会增加冠心病的风险[49]。

（7）茶：流行病学调查研究和动物实验研究表明，茶中的茶多酚及其茶色素类物质可调节血脂、血压并预防动脉粥样硬化和保护心肌，从而降低心血管疾病发生的危险[50]。荷兰一项人群调查发现，每天喝1～2杯红茶可使患动脉粥样硬化的危险性降低46%，饮用4杯以上红茶则危险性可降低69%。在日本、挪威等国家进行的人群干预试验也显示了茶及其有效成分对心血管疾病具有预防作用[51]。

二、心血管疾病营养治疗原则

医学营养治疗（medical nutrition therapy，MNT）是心血管疾病综合防治的重要措施之一。营养治疗的目标是控制血脂、血压、血糖和体重，降低心血管疾病危险因素的同时，增加保护因素。鼓励内科医生自己开营养处方，或推荐患者去咨询临床营养师。对于心力衰竭（心衰）患者，营养师作为多学科小组（包括医师、心理医师、护士和药剂师等）的成员，通过提供医学营养治疗对患者的预后有着积极的影响，对减少再入院和住院天数、提高对限制钠及液体摄入的依从性、提高生活质量等心衰患者的治疗目标具有重要作用。

营养治疗和咨询包括客观地营养评估、准确地营养诊断、科学地营养干预（包括营养教育）、全面地营养监测。推荐首次门诊的时间为45～90min，第2～6次的随访时间为30～60min，建议每次都有临床营养师参与。从药物治疗开始前，就应进行饮食营养干预措施，并在整个药物治疗期间均持续进行膳食营养干预，以便提高疗效。

医学营养治疗计划需要3～6个月的时间。首先是行为干预，主要是降低饱和脂肪酸和反式脂肪酸的摄入量，即减少肉类食品、油炸油煎食品和糕点摄入量；减少膳食钠的摄入量，清淡饮食，增加蔬菜和水果摄入量。其次是给予个体化的营养治疗膳食6周。在第2次随访时，需要对血脂、血压和血糖的变化进行评估，如有必要，可加强治疗。第2次随访时可指导患者学习有关辅助降脂膳食成分（如植物甾醇和膳食纤维）知识，增加膳食中的钾、镁、钙的摄入量，此阶段需对患者的饮食依从性进行监控。在第3次随访时，如果血脂或血压没有达到目标水平，则开始代谢综合征的治疗。当血脂已经大幅度下降时，应对代谢综合征或多种心血管病危险因素进行干预和管理。

校正多种危险因素的关键是增加运动，减少能量摄入和减轻体重。通过健康教育和营养咨询，帮助患者学会按膳食营养处方计划合理饮食、阅读食品营养标签、修改食谱、准备或采购健康的食物，以及外出就餐时合理饮食。

极低脂肪膳食有助于达到降脂目标。在二级预防中，这类膳食也可以辅助药物治疗。这类饮食含有最低限度的动物食品，饱和脂肪酸（＜3%）、胆固醇（＜5mg/d）以及总脂肪（＜10%）的摄入量均非常低，该类膳食主要食用低脂肪的谷物、豆类、蔬菜、水果、蛋清和脱脂乳制品，通常称之为奶蛋素食疗法。对于有他汀类药物禁忌证的患者可以选择极低脂肪膳食进行治疗，或由临床医师根据病情选择。

（一）总原则

（1）食物多样化，粗细搭配，平衡膳食。

（2）总能量摄入与身体活动要平衡：保持健康体重，BMI在18.5 ～＜24.0kg/m²。

（3）低脂肪、低饱和脂肪膳食：膳食中脂肪提供的能量不超过总能量的30%，其中饱和脂肪酸不超过总能量的10%，尽量减少摄入肥肉、肉类食品和奶油，尽量不用椰子油和棕榈油。每日烹调油用量控制在20 ～ 30g。

（4）减少反式脂肪酸的摄入，控制其不超过总能量的1%：少吃含有人造黄油的糕点、含有起酥油的饼干和油炸油煎食品。

（5）摄入充足的多不饱和脂肪酸（总能量的6% ～ 10%）：n-6/n-3

多不饱和脂肪酸比例适宜（5% ~ 8%/1% ~ 2%），即n-6/n-3比例达到
（4 ~ 5）：1。适量使用植物油，每人每天25g，每周食用鱼类≥2次，每
次150 ~ 200g，相当于200 ~ 500mg EPA和DHA。素食者可以通过摄
入亚麻籽油和坚果获取α-亚麻酸。提倡从自然食物中摄取n-3脂肪酸，
不主张盲目补充鱼油制剂。

（6）适量的单不饱和脂肪酸：占总能量的10%左右。适量选择富含油
酸的茶油、玉米油、橄榄油、米糠油等烹调用油。

（7）低胆固醇：膳食胆固醇摄入量不应超过300mg/d。限制富含胆固
醇的动物性食物，如肥肉、动物内脏、鱼子、鱿鱼、墨鱼、蛋黄等。富含
胆固醇的食物同时也多富含饱和脂肪，选择食物时应一并加以考虑。

（8）限盐：每天食盐不超过6g，包括味精、防腐剂、酱菜、调味品中
的食盐和钠，提倡食用高钾低钠盐（肾功能不全者慎用）。

（9）适当增加钾：使钾/钠=1，即每天钾摄入量为70 ~ 80mmol/L。
每天摄入大量蔬菜水果获得钾盐。

（10）足量摄入膳食纤维：每天摄入25 ~ 30g，从蔬菜水果和全谷类
食物中获取。

（11）足量摄入新鲜蔬菜（400 ~ 500g/d）和水果（200 ~ 400g/d）：
包括绿叶菜、十字花科蔬菜、豆类、水果，可以减少患冠心病、脑卒中和
高血压的风险。

（12）增加身体活动：身体活动每天30min中等强度，每周5 ~ 7d。

各种营养素和膳食成分目标摄入量见附表2。

附表2　心血管疾病营养治疗膳食要素目标摄入量

膳食要素	目标摄入量
脂肪总量	总能量的10% ~ 20%
饱和脂肪酸	总能量的15% ~ 30%
多不饱和脂肪酸	<总能量的10%
n-6脂肪酸	总能量的6% ~ 10%
n-3脂肪酸	总能量的5% ~ 8%
反式脂肪酸	总能量的1% ~ 2%
单不饱和脂肪酸[a]	0或<总能量的1%
碳水化合物	总能量的55% ~ 70%

膳食要素	目标摄入量
添加糖[b]	＜总能量的10%
蛋白质	总能量的10%～15%
胆固醇	300mg/d
氯化钠（钠）	＜6g/d（＜2g/d）
蔬菜和水果	＞400g/d
膳食纤维	25～30g/d（来自食物）
可溶性膳食纤维	＞20g/d（来自食物）
身体活动	≥150min/周，中等强度运动

注：[a]计算方法：脂肪总量－（饱和脂肪酸＋多不饱和脂肪酸＋反式脂肪酸）；[b]指额外加入食品中的单糖和双糖、蜂蜜、糖浆、果汁中的天然糖分。

（二）高血压

（1）限制能量的平衡膳食，维持健康体重：适当地降低能量摄入有利于收缩压和舒张压以及LDL-C的降低。体重超重和肥胖者，根据健康体重，按20～25kcal/kg（1kcal=4.184kJ）计算每天总能量，或通过膳食调查评估，在目前摄入量的基础上减少500～1000kcal/d。三大营养素供能比例为蛋白质10%～15%，脂肪20%～30%，碳水化合物55%～60%。

（2）增加身体活动：每天≥30min中等强度有氧运动，每周5d。

（3）严格控制钠盐：推荐每日食盐用量控制＜5g/d，提倡低盐膳食，限制或不食用腌制品。

（4）适当增加钾摄入量：3.5～4.7g/d，从自然食物中摄取。

（5）足量的钙和镁：推荐饮用牛奶、食用蔬菜和水果。

（6）限制饮酒：尽量少喝或不喝。

（三）高血脂、动脉粥样硬化和冠心病

（1）针对目前主要的膳食问题进行干预：降低LDL-C，降低饱和脂肪和反式脂肪酸，降低总能量。鼓励n-3脂肪酸以鱼类或鱼油胶囊的形式摄入，适当选择植物甾醇补充剂。

（2）严格控制饱和脂肪和肉类食品，适量控制精制碳水化合物食物（精白米面、糕点、糖果、含糖果汁等），保证蔬菜水果摄入。

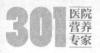

（3）中度限制钠盐：盐摄入不超过6g/d。

（4）适量饮酒应因人而异，并取得医师的同意。不饮酒者，不建议适量饮酒。如有饮酒习惯，建议男性每天的饮酒量（酒精）不超过25g，相当于50度白酒50mL，或38度白酒75mL，或葡萄酒250mL，或啤酒750mL。女性减半。

（5）少量多餐，避免过饱，忌烟和浓茶。

（6）适量身体活动：动脉粥样硬化和冠心病营养治疗基本要素见附表3。

身体活动水平中等，体重正常的高血脂/动脉粥样硬化/冠心病患者可参考附表4制定膳食营养方案，参考附表5制定食谱。

附表3 动脉粥样硬化和冠心病营养治疗基本要素

要素	建议
减少使LDL-C增加的营养素	
饱和脂肪酸	<总热量的7%
膳食胆固醇	<200mg/d
反式脂肪酸	0或<总热量的1%
增加能降低LDL-C的膳食成分	
植物甾醇	2g/d
可溶性膳食纤维	10～25g/d
总能量	调节到能够保持理想的体重，或能够预防体重增加
身体活动	足够的中等强度锻炼，每天至少消耗200kcal（1kcal =4.184kJ）能量，相当于中速步行累计50～60min

附表4 高血脂/动脉粥样硬化/冠心病膳食营养方案

食物类别	摄入量/（g/d）	选择品种	减少、避免的膳食品种
谷类	250～400	标准粮（米、面）、杂粮	精粮（米、面）、糕点甜食、油炸油煎食品
肉类	75	瘦猪、牛、羊肉，去皮禽肉，鱼类	肥肉、加工肉制品（肉肠类）、鱼子、虾蟹黄、鱿鱼、动物内脏
蛋类	3～4[a]	鸡蛋、鸭蛋清	蛋黄
奶类	250	脱脂/低脂鲜牛奶、酸奶	全脂牛奶、奶粉、乳酪等奶制品
大豆	30～50	黄豆、豆制品（豆腐150g，豆腐干45g）	油豆腐、豆腐泡，素什锦等
新鲜蔬菜	400～500	深绿叶菜、红黄色蔬菜、紫色蔬菜	

续表

食物类别	摄入量/（g/d）	选择品种	减少、避免的膳食品种
新鲜水果	200	各种新鲜水果	加工果汁、加糖果味饮料
食用油	20	橄榄油、茶油、低芥酸菜籽油、豆油、花生油、葵花籽油、芝麻油、亚麻子油	棕榈油、椰子油、奶油、黄油、猪油、牛羊油、其他动物油
添加糖类	<10	白砂糖、红糖	
盐	<6	高钾低钠盐	酱类、腐乳、咸菜等

注：ᵃ摄入量单位为个/周。

附表5　高血脂/动脉粥样硬化/冠心病患者食谱举例

餐别	第一步膳食食谱	第二步膳食食谱
早餐	低脂牛奶250mL 燕麦片25g煮粥 二面花卷（玉米面25g，白面50g）	低脂牛奶250mL 燕麦25g煮粥 二面花卷（玉米面25g，白面50g）
午餐	清蒸鱼120g带骨 香菇油菜200g 大米150g 油15g	清蒸鱼100g带骨 香菇油菜200g 大米150g 油10g
下午加餐	橘子2个	橘子2个
晚餐	打卤面（西红柿150g，鸡肉30g，蛋清1/2个，黄花菜、木耳少许，魔芋面条150g），拌芹菜100g，香干50g，油15g	打卤面（西红柿150g，鸡肉20g，蛋清1个，黄花菜、木耳少许，魔芋面条150g），拌芹菜100g，香干50g，油10g

注：魔芋精粉为可溶性纤维，掺入面粉制成面条。

（四）急性心肌梗死

急性心肌梗死为心脏疾病严重类型，及时进行抢救是治疗成功的关键。合理饮食措施对于患者康复及预防并发症发生有重要作用。急性心肌梗死的营养治疗应随病情轻重及病期早晚而改变。

（1）制订营养治疗方案前：应了解患者用药情况，包括利尿药、降压药；血钠、血钾水平、肾功能、补液量及电解质种类、数量；了解患者饮食习惯等。根据病情和患者接受情况，征求主管医生意见，确定营养治疗方案，并通过随访适时修订。

（2）急性期1～3d时：一般每天低脂流质饮食。根据病情，控制液体量。可进食浓米汤、厚藕粉、枣泥汤、去油肉茸、鸡茸汤、薄面糊等食品，

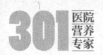

经口摄入能量以500～800kcal为宜。病情好转，可渐改为低脂半流质饮食，全口能量1000～1500kcal，可食用鱼类、鸡蛋清、瘦肉末、切碎的嫩蔬菜及水果、面条、面片、馄饨、面包、米粉、粥等。禁止可能导致患者肠胀气和浓烈刺激性的食物（如辣椒、豆浆、牛奶、浓茶、咖啡等）。避免过冷过热食物；少食多餐，5～6餐/d，以减轻心脏负担。病情稳定后，可进食清淡和易消化的食品，营养素组成比例可参考冠心病饮食原则。

（3）限制脂类：低脂肪、低胆固醇、高多不饱和脂肪酸饮食原则。病情稳定逐渐恢复活动后，饮食可逐渐增加或进软食。脂肪限制在40g/d以内，伴有肥胖者应控制能量和碳水化合物。

（4）注意维持血液钾、钠平衡：对合并有高血压或心衰者仍应注意限钠摄入。应用利尿剂有大量电解质自尿中丢失时，则不宜限制过严。镁对缺血性心肌有良好的保护作用，膳食中应有一定的镁，建议成人镁的适宜摄入量为300～450mg/d，主要从富含镁的食物如有色蔬菜、小米、面粉、肉、水产品、豆制品等中获取。

（5）对于治疗后需要服用华法林等抗凝药物的患者，应注意Vit K与抗凝药的拮抗作用，保持每天Vit K摄入量稳定。Vit K含量丰富的食物有绿色蔬菜、动物肝脏、鱼类、肉类、乳和乳制品、豆类、麦麸等。

心肌梗死患者食品宜忌见附表6。

附表6 心肌梗死患者食品宜忌

食品类别	推荐的食品	忌吃或少吃食品
谷类及制品	大米、面粉、小米、玉米、高粱	各种黄油面包、饼干、糕点、油条、油饼等多油食品
禽、肉类	瘦猪、牛、羊肉，去皮禽肉	含钠盐罐头食品、香肠、咸肉、腊肉、肉松
水产类	新鲜淡水鱼（＜120g/d）及海鱼	咸鱼、熏鱼
奶蛋类	鸡蛋或鸭蛋（1个/d）、牛奶	咸蛋、皮蛋、乳酪等
豆类及制品	各种豆类、豆浆、豆腐	油炸臭豆腐干、霉豆腐
蔬菜类	各种新鲜蔬菜	咸菜、酱菜、榨菜等腌制菜
水果类	各种新鲜水果	葡萄干、含有钠盐水果罐头或果汁，水果糖等
油脂类	植物油为主、动物油少量	奶油、人造奶油
饮料	淡茶、咖啡等	汽水、啤酒、浓肉汤等
调味品	醋、糖、胡椒、葱、姜、咖喱	味精、食盐、酱油、各种酱类

（五）慢性心衰

（1）适当的能量：既要控制体重增长，又要防止心脏疾病相关营养不良发生。心衰患者的能量需求取决于目前的干重（无水肿情况下的体重）、活动受限程度以及心衰的程度，一般给予25～30kcal/kg理想体重。活动受限的超重和肥胖患者，必须减重以达到一个适当体重，以免增加心肌负荷，因此，对于肥胖患者，低能量平衡饮食（1000～1200kcal/d）可以减少心脏负荷，有利于体重减轻，并确保患者没有营养不良。严重的心衰患者，应按照临床实际情况需要进行相应的营养治疗。

（2）防止心脏疾病恶液质发生：由于心衰患者增加能量消耗10%～20%，且面临疾病原因导致进食受限，约40%的患者面临营养不良的风险。根据营养风险评估评分，确定进行积极的肠内肠外营养支持。

（3）注意水、电解质平衡：根据水钠潴留和血钠水平，适当限钠，给予不超过3g盐的限钠膳食。若使用利尿剂者，则适当放宽。由于摄入不足、丢失增加或利尿剂治疗等可出现低钾血症，应摄入含钾高的食物。同时应监测使用利尿剂者镁的缺乏问题，并给予治疗。如因肾功能减退，出现高钾、高镁血症，则应选择含钾、镁低的食物。另外，给予适量的钙补充在心衰的治疗中有积极的意义。

心衰时水潴留继发于钠潴留，在限钠的同时多数无须严格限制液体量。但考虑过多液体量可加重循环负担，故主张成人液体量为1000～1500mL/d，包括饮食摄入量和输液量。产能营养物质的体积越小越好，肠内营养管饲的液体配方应达到1.5～2.0kcal/mL的高能量密度。

（4）低脂膳食，给予n-3多不饱和脂肪酸：食用富含n-3脂肪酸的鱼类和鱼油可以降低高TG水平，预防房颤，甚至有可能降低心衰病死率。建议每天从海鱼或者鱼油补充剂中摄入1g n-3脂肪酸。

（5）充足的优质蛋白质，应占总蛋白的2/3以上。

（6）适当补充B族维生素：由于饮食摄入受限、使用强效利尿剂以及年龄增长，心衰患者存在Vit B_1缺乏的风险。摄入较多的膳食叶酸和Vit B_6与心衰及脑卒中死亡风险降低有关，同时有可能降低高同型半胱氨酸血症。

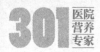

（7）少食多餐，食物应以软、烂、细为主，易于消化。

（8）戒烟、戒酒。

三、心血管疾病膳食营养处方的制定

（一）指导患者改变膳食习惯和生活方式4A原则

（1）评价（assessment）：对患者日常膳食方式和食物摄入情况进行评价。

（2）询问（ask）：通过询问进一步了解患者的想法和理念，了解改变不良生活方式的障碍。

（3）劝告（advice）：对患者进行指导，鼓励从现在做起，循序渐进，逐渐改变不良生活方式。

（4）随访（arrangement）：为了加强依从性，要定期随访，巩固已获得的成果，并设定下一目标。

（二）膳食营养处方制定步骤

（1）评估：包括营养问题和诊断，即通过膳食回顾法或食物频率问卷，了解、评估每日摄入的总能量、总脂肪、饱和脂肪、钠盐和其他营养素摄入水平；饮食习惯和行为方式；身体活动水平和运动功能状态；以及体格测量和适当的生化指标。

（2）制定个体化膳食营养处方：根据评估结果，针对膳食和行为习惯存在的问题，制定个体化膳食营养处方。

（3）膳食指导：根据营养处方和个人饮食习惯，制定食谱；健康膳食选择；指导行为改变，纠正不良饮食行为。

（4）营养教育：对患者及其家庭成员，使其关注自己的膳食目标，并知道如何完成之；了解常见食物中盐、脂肪、胆固醇和能量含量以及各类食物营养价值及其特点、《中国居民膳食指南》、食品营养标签应用，科学运动等。

（5）注意事项：将行为改变模式与贯彻既定膳食方案结合起来。膳食指导和生活方式调整应根据个体的实际情况考虑可行性，针对不同危险因素进行排序，循序渐进，逐步改善。

（三）高血压患者营养处方制定

【案例】邓先生，50岁。身高178cm，体重98kg，某公司总经理，高血压病史10年，服用降压药物5年。外出进餐较多，饮白酒平均每日约250mL。吸烟30支/d。生活不规律，睡眠较差。尚未发现明显的心脑血管疾病及肾脏并发症。

（1）了解基本病情：询问现病史，测量血压；与血压相关的其他并发症，血糖、血脂、心功能、肾功能等；了解与营养相关的高血压发生危险因素（如肥胖、精神压力、外出进餐、饮酒、睡眠等）。

（2）了解患者饮食和行为，评估目前膳食营养状况和身体活动水平，内容包括但不限于：①询问饮食习惯和喜好；②每日吃几餐（包括加餐）；③主食摄入量；④蔬菜、水果摄入情况；⑤肉蛋、奶制品（全脂或脱脂）摄入情况；⑥烹调油脂、坚果类摄入情况；⑦家庭调味品（食盐、酱油、鸡精、味精、腌制品等的摄入情况）；⑧外出进餐的频率；⑨饮酒的习惯，计算每日酒精摄入量（不可忽略的能量摄入）；⑩身体活动情况，目前身体活动水平在什么阶段；⑪吸烟的时间、年限，是否准备戒烟（对于控制血压的益处）。

（3）制定膳食营养处方：①计算标准体重：身高（cm）-105。身高178cm的人标准体重为178-105=73（kg），实际体重为98kg，超出标准体重30%，属肥胖。或按BMI＜24kg/m^{2}计算，24kg/m^2×（1.78m）^{2}=76.04kg，即标准体重≤76kg。身体活动水平低。②计算每天能量摄入量：按每天20～25kcal/kg计算每日总能量：73kg×（20～25）kcal/kg=1460～1825kcal；或76kg×（20～25）kcal/kg=1520～1900kcal，即能量摄入最多不超过1900kcal/d。③膳食处方：主食（粮谷类）225～300g/d（生重），其中粗杂粮50g左右；蔬菜500g/d（叶菜和瓜类为主）；水果为200g/d左右（低含糖量水果为宜）；肉类50g/d瘦肉（鸡鸭类为主，减少畜肉类）；鱼虾为50g/d（海鱼为佳）；蛋类每3～4个/周；脱脂牛奶250mL/d；豆类及其制品适量，25～30g/d，

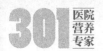

相当于豆腐100～150g，或豆腐干50～60g，或豆浆500～600g；烹调用植物油20～25g/d；食盐：＜5g/d。

（4）生活方式指导：①饮食尽量清淡少盐，肥肉、油炸油煎食品尽量少吃；严格控制猪、牛、羊肉和火腿等畜肉摄入，可选禽肉，增加鱼类摄入。②严格限制高钠食品的摄入，每天食盐摄入量不超过5g；除了注意食盐和酱油限量外，应特别注意鸡精、味精、饮料、罐头等含钠高的食品；尽量少吃或不吃加工食品。③增加日常蔬菜、水果和奶制品摄入，尤其是绿叶菜、各种水果以及根茎蔬菜、低脂乳制品、豆类和坚果类，以增加钾、钙、镁摄入。④戒酒。如果不能戒掉，严格控制饮酒量，白酒一天不超过50mL，或葡萄酒250mL，或啤酒750mL。⑤增加日常身体活动，坚持运动锻炼，每天步行或快走30～40min，每周5～7d。超重或者肥胖的高血压患者应该力求每天300～500kcal，或者每周1000～2000kcal的运动能量消耗，以促进减轻或者控制体重。在减重后还想进一步维持更低的健康体重者，可进行每天60～90min中等强度运动活动。⑥调整工作压力，生活放松。这有利于睡眠的改善，并协助控制血压。⑦建议戒烟。评估戒断症状和戒断意愿。

（5）营养教育：对患者进行食物营养教育，健康膳食选择：会看食物营养标签；认识高盐食物，知道如何避免过高的盐摄入量；认识运动的好处，减肥的重要性等。注意监测血压，并跟踪反馈。

专家组名单（按姓氏汉语拼音排序）：常翠青（北京大学第三医院运动医学研究所）；陈步星（首都医科大学附属北京天坛医院心内科）；陈春明（中国疾病预防控制中心）；陈君石（中国疾病预防控制中心营养与食品安全所）；陈伟（中国医学科学院 北京协和医学院北京协和医院营养科）；丁荣晶（北京大学人民医院心脏中心）；董吁钢（中山大学附属第一医院心内科）；杜青（上海交通大学医学院附属新华医院心内科）；高炜（北京大学第三医院心内科）；郭兰（广东省人民医院心内科）；郭新贵（上海华东医院心内科）；胡大一（北京大学人民医院心脏中心）；贾梅（中国营养学会科普委员会）：荆志成（中国医学科学院阜外心血管病医院）；李虹伟（首都医科大学附属北京友谊医院心内科）；李瑞杰（北京朝阳区第二医院心内

科）；皮林（北京市垂杨柳医院心内科）；史旭波（首都医科大学附属北京同仁医院心内科）；孙建琴（上海华东医院营养科）；孙明晓（卫生部北京医院营养科）；王乐民（同济大学附属同济医院心内科）；薛长勇（解放军总医院营养科）；杨晓光（中国疾病预防控制中心营养与食品安全所）；杨月欣（中国疾病预防控制中心营养与食品安全所）；张健（中国医学科学院阜外心血管病医院）；张谦（首都医科大学附属北京同仁医院营养科）；张抒扬（中国医学科学院 北京协和医学院北京协和医院心内科）；赵冬（首都医科大学附属安贞医院北京市心肺血管疾病研究所）；赵文华（中国疾病预防控制中心）

共识发起专家：胡大一

共识执笔专家：常翠青　赵文华　贾梅

参考文献

[1] Srinath Reddy K, Katan MB. Diet, nutrition and the prevention of hypertension and cardiovascular diseases [J]. Public Health Nutr, 2004, 7 (1A):167–186.

[2] Blumenthal JA, Babyak MA, Hinderliler A, et al. Effects of the DASH diet alone and in combination with exercise and weight loss on blood pressure and cardiovascular biomarkers in men and women with high blood pressure: the ENCORE study [J]. Arch Intern Med, 2010, 170 : 126–135.

[3] Report of the joint WHO/FAO expert consultation. Diet, nutrition and the prevention of chronic diseases. WHO Technical Report Series, No. 916 [R/OL]. Geneva: 2003. [2013–11–01]. http://www. who. int/ dietphysicalactivity/publications/trs916/ en/.

[4] World health organization. Prevention of Cardiovascular Disease Guidelines for assessment and management of cardiovascular risk [M]. Geneva: World health organization, 2007.

［5］Hamm L F, Sanderson B K, Ades P A, et al. Core competencies for cardiac rehabilitation/secondary prevention professionals: 2010 update: position statement of the American Association of Cardiovascular and Pulmonary Rehabilitation［J］. J Cardiopulm Rehabil Prev, 2011, 31 :2-10.

［6］Piepoli M F, Corrà U, Benzer W, et al. Secondary prevention through cardiac rehabilitation : from knowledge to implementation. A position paper from the Cardiac Rehabilitation Section of the European Association of Cardiovascular Prevention and Rehabilitation［J］. Eur J Cardiovasc Prev Rehabil 2010, 17 : 1-17.

［7］Gidding SS, Lichtenstein A H, Faith M S, et al. Implementing; American Heart Association pediatric and adult nutrition guidelines: a scientific statement from the American Heart Association Nutrition Committee of the Council on Nutrition, Physical Activity and Metabolism, Council on Cardiovascular Disease in the Young, Council on Arteriosclerosis, Thrombosis and Vascular Biology, Couneil on Cardiovascular Nursing, Council on Epidemiology and Prevention, and Council for High Blood Pressure Research［J］. Circulation, 2009, 119 : 1161-1175.

［8］中华医学会心血管病学分会，中华心血管病杂志编辑委员会，中国心血管病预防指南［J］. 中华心血管病杂志，2011, 39 : 3-22.

［9］中国成人血脂异常防治指南制订联合委员会. 中国成人血脂异常防治指南［J］. 中华心血管病杂志，2007, 35 : 390-419.

［10］中国营养学会. 中国居民膳食指南（2007）［M］拉萨：西藏人民出版社，2008.

［11］Kris-Etherton P, Daniels S R, Eckel R H, et al.Summary of the seienlific conference on dietary fatty acids and cardiovascular health: conference summary from the nutrition committee of the American Heart Association ［J］. Circulation, 2001, 103: 1034-1039.

［12］Mensink R P, Katan M B. Effect of dietary fatty acids on serum lipids and lipoproteins. A meta-analysis of 27 trials ［J］. Arterioscler Thromb, 1992,12:911 -919.

［13］Oomen C M, Ocké M C, Feskens E J, et al. Association between trans fally acid intake and 10-year risk of coronary heart disease in the Zutphen Elderly Study: a prospective population-based study［J］. Lancet, 2001,

357:746-751.

[14] Kris-Etherton P M. AHA Science Advisory. Monounsaturated fatty acids and risk of cardiovascular disease. American Heart Association. Nutrition Committee [J]. Circulation, 1999, 100 : 1253-1258.

[15] Mori T A, Beilin L J. Long-chain omega 3 fatty acids, blood lipids and cardiovascular risk reduction [J]. Curr Opin Lipidol, 2001, 12 :11-17.

[16] Hopkins P N. Effects of dietary cholesterol on serum cholesterol : a meta-analysis and review [J]. Am J Clin Nutr, 1992, 55 : 1060-1070.

[17] Hu F B, Stampfer MJ, Rimm EB, et al. A prospective study of egg consumption and risk of cardiovascular disease in men and women [J]. JAMA, 1999, 281 : 1387-1394.

[18] Wu T, Fu J, Yang Y, et al. The effects of phytosterols/stanols on blood lipid profiles: a systematic review with meta-analysis [J]. Asia Pac J Clin Nutr, 2009, 18: 179-186.

[19] Demonty I, Ras R T. van der Knaap HC. et al. The effect of plant sterols on serum triglyceride concentrations is dependet on baseline concentrations: a pooled analysis of 12 randomised controlled trials [J]. Eur J Nutr, 2013, 52: 153 -160.

[20] Panel on Dietetic Products, Nutrition and Allergies. Scientific Opinion of the Panel on Dietetic Products Nutrition and Allergies on a request from the European Commission and a similar request from France in relation to the authorization procedure for health claims on plant stanols and plant sterols and lowering/reducing blood LDL-cholesterol pursuant to Article 14 of Regulation (EC) No 1924/2006 [S/OL]. EFSA J, 2009. [2013-11 -03]. http :// www. efsa. europa. eu/en/efsajournal/doc/1175. pdf.

[21] U. S. Department of Health and Human Services, Food and Drug Administration, Center for Food Safety and Applied Nutrition, et al. Guidance for industry: a food labeling guide [S/OL]. (2013-01 -31)[2013-11 -03]. http://www. fda. gov/downloads/Food/GuidanceRegulation/UCM265446. pdf.

[22] European Food Safety Authority. Scientific Opinion on the substantiation

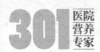

of a health claim related to oat beta-glucan and lowering blood cholesterol and reduced risk of (coronary) heart disease pursuant to Article 14 of Regulation (EC) No 1924/2006 [S/OL] . EFSA J, 2010. [2013-11-03] http://www. efsa. europa. eu/en/scdocs/doc/1885. pdf.

[23] Brighenti F. Dietary fructans and serum triacylglycerols : a meta-analysis of randomized controlled trials [J] . J Nutr, 2007, 137 (11 Suppl) : 2552S-2556S.

[24] Tiwari U, Cummins E. Meta-analysis of the effect ofβ-glucan intake on blood cholesterol and glucose levels [J] . Nutrition, 2011, 27 :1008- 1016.

[25] Vivekananthan D P, Penn M S, Sapp S K, et al. Use of antioxidant vitamins for the prevention of cardiovascular disease: meta-analysis of randomised trials [J] . Lancet, 2003, 361 :2017 -2023.

[26] Yusuf S, Dagenais G, Pogue J, et al. Vitamin E Supplementation and cardiovascular events in high-risk patients. The Heart Outcomes Prevention Evaluation Study Investigators [J] . N Engl J Med, 2000, 342: 154-160.

[27] Heart Protection Study Collaborative Group. MRC/BHF Heart Protection Study of antioxidant vitamin supplementation in 20, 536 high-risk individuals : a randomised placebo-controlled trial [J] . Lancet, 2002, 360 : 23-33.

[28] Egger M, Schneider M, Davey Smith G. Spurious precision? Meta-analysis of observational studies [J] . BMJ, 1998, 316 : 140-144.

[29] Rimm E B, Willett W C, Hu F B, et al. Folate and vitamin B6 from diet and supplements in relation to risk of coronary heart disease among women [J] . JAMA, 1998, 279 : 359-364.

[30] Wald D S, Law M, Morris J K. Homocysteine and cardiovascular disease: evidence on causality from a meta-analysis [J] . BMJ, 2002, 325 :1202- 1208.

[31] Yang H T, Lee M, Hong K S, et al. Efficacy of folic acid supplementation in cardiovascular disease prevention : an updated meta-analysis of

randomized controlled trials [J] . Eur J Intern Med, 2012, 23 :745–754.

[32] World Health Organization. Potassium intake for adults and children [S/OL] . Geneva: World Health Organization, 2012. [2013–11–01] . http:// www. who. int/nutrition/publications/ guidelines/potassium_intake/en/.

[33] World Health Organization. Sodiun intake for adults and children [S/OL] . Ceneva : World Health Organization, 2012. [2013–11–01] . http://www. who. int/nutrition/publicalions/guidelines/ sodium_intake/en/.

[34] Wang L, Song Y, Manson J E, et al. Circulating 25–hydroxy–vitamin d and risk of cardiovascular disease : a meta–analysis of prospective studies[J]. Cire Cardiovase Qual Outcomes, 2012, 5 : 819 –829.

[35] Zhao G, Ford E S, Li C, et al. Serum 25–hydroxyvitamin D levels and all–cause and cardiovascular disease mortality among US adults with hypertension: the NHANES linked mortality study [J] . J Hypertens, 2012, 30 :284–289.

[36] Zittermann A, Iodice S. Pilz S, et al. Vitamin D deficiency and mortality risk in the general population: a meta–analysis of prospective cohort studies[J] . Am J Clin Nutr, 2012, 95 :91 –100.

[37] Dauchet L, Amouyel P, Hercberg S, et al. Fruit and vegetable consumption and risk of coronary hear disease: a meta–analysis of cohort studies[J] . J Nutr, 2006, 136 :2588 –2593.

[38] He FJ, Nowson C A, MacGregor G A. Fruit and vegetable consumption and stroke: meta–analysis of cohort studies[J] . Lancet, 2006, 367 : 320–326.

[39] He K, Song Y, Daviglus M L, et al. Accumulated evidence on fish consumption and coronary heart disease mortality : a meta–analysis of cohort studies[J] . Circulation, 2004, 109 :2705 –2711.

[40] He K, Song Y, Daviglus M L, et al. Fish consumption and incidence of stroke : a meta–analysis of cohort studies [J] . Stroke, 2004, 35 : 1538–1542.

[41] Eslick C D, Howe P R, Smith C, et al. Benefits of fish oil supplementation in hyperlipidemia : a systematic review and meta–analysis [J] . Int J

Cardiol, 2009, 136 : 4-16.

[42] Banel D K, Hu F B. Effects of walnut consumption on blood lipids and other cardiovascular risk factors: a meta-analysis and systematic review [J]. Am J Clin Nutr, 2009, 90 : 56 -63.

[43] Phung O J, Makanji S S, White C M, et al. Almonds have a neutral effect on serum lipid profiles: a meta-analysis of randomized trials [J]. J Am Diet Assoc, 2009, 109: 865-873.

[44] Sabaté J, Oda K, Ros E. Nut consumption and blood lipid levels : a pooled analyais of 25 intervention trials [J]. Arch Intern Med, 2010, 170 : 821-827.

[45] 3rd International Symposium on the Role of Soy in Preventing and Treating Chronic Disease. Washington DC, USA. October 31-November 3, 1999. Proceedings and abstracts [J]. J Nutr. 2000, 130 : 653S-711s.

[46] Anderson J W, Smith B M, Washnock C S. Cardiovascular and renal benefits of dry bean and soybean intake [J]. Am J Clin Nutr, 1999, 70 (3 Suppl) : 464S-474S.

[47] FDA Talk Paper: FDA approves new health claim for soy protein and coronary heart disease [R]. (1999-10-26). [2013-11 -01]. Http :// www. cfsan. fda. gov/_lrd/tpsoyptl. html.

[48] Corrao G, Bagnardi V, Zamb on A, et al. A meta-analysis of alcohol consumption and the risk of 15 diseases [J]. Prev Med, 2004, 38 : 613-619.

[49] Lopez-Garcia E, van Dam RM, Willett WC, et al. Coffee consumption and coronary heart disease in men and women: a prospective cohort study [J]. Circulation, 2006, 113 : 2045 -2053.

[50] Chen ZY, Jiao R, Ma KY. Cholesterol-lowering nutraceuticals and functional foods [J]. J Agric Food Chem, 2008, 56 : 8761-8773.

[51] 毛伟峰. 茶对心血管疾病预防作用的研究进展 [J]. 国外医学 卫生学分册, 2005, 32 : 227-231.

附录二

WS/T 430—2013
《高血压患者膳食指导》节选

高血压患者的食物选择

注：推荐选择的食物能量在6720kJ（1600kcal）～8400kJ（2000kcal）之间。

1. 谷类和薯类

增加全谷类和薯类食物的摄入，粗细搭配。视体力活动的不同，每日谷类和薯类的摄入量不同，轻、中度体力活动的高血压患者，推荐每日摄入谷类150～400g，其中1/3～1/2为粗粮和杂粮。少食用或不食用加入钠盐的谷类制品如咸面包、方便面、挂面等。

2. 动物性食品

（1）选择鱼、虾、禽、蛋和瘦肉类食品，每日摄入鱼虾类约25～50g，禽肉25～50g，蛋类25～50g，畜肉类25～50g。少食用或不食用高钠盐、高脂肪、高胆固醇的动物性食品。

（2）优先选择脱脂或低脂牛奶、酸奶，推荐每日摄入奶类200~300g。

3. 豆制品

每日适量食用豆制品，倒如豆腐、豆浆、豆腐脑、豆腐干、豆腐丝等。推荐每日摄入豆腐干50g，其他豆制品按水分含量折算。不宜食用豆豉、豆瓣酱、腐乳、臭豆腐、咸豆汁等。

4. 蔬菜和水果

每日蔬菜摄入量为500g，至少3个品种，最好5个品种以上，且每日

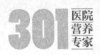

摄入的蔬菜中要有深色蔬菜、叶类蔬菜等，推荐食用富钾蔬菜，例如菠菜、芥蓝、莴笋叶、空心菜、苋菜等；水果摄入量至少200g，每天至少1个品种，最好2个品种以上。

5. 坚果

可适量食用坚果，每周50g左右，食用坚果时应注意控制摄入的总能量，合并肥胖和超重者应注意防止摄入过多的脂肪，以免增加体重或导致减重失败。

6. 油脂

优先选择富含单不饱和脂肪酸的橄榄油、菜籽油、茶籽油以及含多不饱和脂肪酸的大豆油、玉米油、花生油等。尽量不食用动物油、椰子油、棕榈油。推荐交替食用不同种类的植物油，每天烹调用油控制在20～30g。少食用或不食用油炸和富含油脂的食品以及含反式脂肪酸的食品（如蛋糕、点心、人造黄油等）。

7. 酒

不宜饮酒，尽量戒酒。

8. 水、饮料

不宜饮用含糖饮料和碳酸饮料，可适量饮用白开水、茶水（红茶和绿茶）、矿泉水、低糖或无糖的水果汁和蔬菜汁，保证摄入充足的水分。

9. 其他

（1）少食用或不食用特别辛辣和刺激性食物，也不推荐饮用浓茶和浓咖啡。

（2）高血压合并水肿、肾功能不全等患者适用无盐膳食；高血压危象或合并心衰等患者适用低钠膳食，且应适当注意限制水分的摄入。无盐膳食和低钠膳食以及水的限制量需遵循临床医师或营养师的指导。

（3）高血压患者合并高尿酸血症或痛风时，除遵循以上膳食原则外，还要限制富含嘌呤的食物。

（4）高血压患者服用华法林等抗凝药物治疗时，需适当限制富含维生素K的食物。

（5）高血压患者合并糖尿病、慢性肾脏病变以及妊娠高血压和儿童高血压患者，应听从临床医生和（或）营养师的指导意见。

附录三
心脑血管患者自我营养管理倡议

《中国心血管健康与疾病报告2020》中指出，心脑血管病死亡占城乡居民总死亡原因的首位，其发生发展与生活方式、生理因素、遗传及环境等因素密切相关，而生活方式中的膳食营养占据了重要的地位。因为不良的膳食习惯如高钠盐饮食、高脂饮食、膳食纤维摄入不足等会增加高血压、血脂异常、高血糖等心脑血管疾病的发生风险，从而影响人们的生命健康。规范合理的营养管理是心脑血管疾病患者的一级预防措施，更重要的是个体自身的自我膳食营养的管理意识，将对改善心脑血管系统疾病患者的临床结局、减轻卫生经济负担等具有深远意义。为此，本书编者提出倡议：

（1）树立健康生活方式理念，规范健康膳食行为；

（2）学习和倡导科学生活方式及营养信息，不偏听偏信；

（3）关注自我生活方式及膳食营养管理。

系统科学的自我营养管理有利于心脑血管患者的康复及提高生活质量。本书通俗易懂地阐述了心脑血管疾病患者通用的膳食营养的注意和改善办法，但由于个体化的不同，自我营养管理还应包括营养筛查、营养评估了解自身营养状况，通过个性化的途径做出精准的营养干预方案（含膳食模式推荐、主副食搭配建议及参考食谱等）并定期随访。因此，本书编者们基于有循证依据的相关指南、共识以及临床验证研究等，结合多年的临床营养工作经验，设计了一套完整的适用于心脑血管疾病患者的智能营养管理系统，相当于一个人工智能临床营养师，自动为患者完成营养风

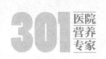
险筛查、生活方式及膳食营养评估，并通过AI数据分析和智能计算，为患者提供个性化膳食模式建议及个性化食谱推荐，同时也包括糖尿病、高尿酸血症、肾功能不全等慢性病的营养干预方案。该体系由北京医鸣技术有限公司开发完成，命名为"NuMac"，并在解放军总医院第一医学中心开展了临床适用性和有效性的临床研究，相关结果见已发表于核心期刊的研究论文《冠心病患者电子营养自评系统效果评价》[中国食物与营养，2022，28（1）：84-89]。

附录四
高胆固醇食物

高胆固醇食物　　　　　　　　　　　　　　　（以每100g可食部计）

食物名称	胆固醇含量/mg	食物名称	胆固醇含量/mg
猪脑	2571	鸭肝（公麻鸭）	313
牛脑	2447	牛肺	306
鸡蛋黄（乌骨鸡）	2057	猪头皮	304
羊脑	2004	牛肝	297
鹅蛋黄	1696	黄油	296
鸭蛋黄	1576	牛肾	295
鸡蛋黄	1510	鸭胗（公麻鸭）	295
鸡蛋（土鸡）	1338	火鸡肝	294
猪胆干	1017	鸭胗（母麻鸭）	291
鹅蛋	704	猪肺	290
咸鸭蛋	647	羊肾	289
松花蛋（鸭蛋）	608	猪肝	288
松花蛋（鸡蛋）	595	鹅肝	285
鸡蛋（白皮）	585	明虾	273
鸡蛋（红皮）	585	乌贼（鲜）	268
鸭蛋	565	河蟹	267
鹌鹑蛋	515	塘水虾［草虾］	264
鹌鹑蛋（五香罐头）	480	河蚬［蚬子］	257

续表

食物名称	胆固醇含量/mg	食物名称	胆固醇含量/mg
鸡肝（肉鸡）	476	鸭肝（母麻鸭）	255
猪肝（卤煮）	469	虾脑酱	249
银鱼［面条鱼］	361	乌鱼蛋	243
骆驼掌	360	鲍鱼［杂色鲍］	242
鸡肝	356	河虾	240
猪肾［猪腰子］	354	酥油	227
羊肝	349	墨鱼	226
火鸡肫	342	扒鸡	211
鸭肝	341	奶油	209
羊肺	319	卤猪杂	208

附录五

高脂肪食物

高脂肪食物 （以100g可食部计）

食物名称	脂肪含量/g	食物名称	脂肪含量/g
猪肉（肥）	88.60	起酥	31.70
松子仁	70.60	曲奇饼干	31.60
松子（生）	62.60	麻花	31.50
猪肉（猪脖）	60.50	全脂软酪	31.00
猪肉（肋条肉）	59.00	公麻鸭	30.90
核桃（干）［胡桃］	58.80	猪肉（后臀尖）	30.80
松子（炒）	58.50	胡麻子	30.70
奶油（食品工业）	55.50	猪肉（奶面）［硬五花］	30.60
葵花籽仁	53.40	红烧鸭（罐头）	30.50
花生酱	53.00	开口笑	30.00
芝麻酱	52.70	核桃（鲜）	29.90
杏仁（炒）	51.00	芥末	29.90
山核桃（熟）［小核桃］	50.80	茶肠	29.60

食物名称	脂肪含量/g	食物名称	脂肪含量/g
酱汁肉	50.40	鸡蛋黄	28.20
榛子（炒）	50.30	麻子籽	28.20
鸭皮	50.20	香肠（罐头）	28.10
葵花籽（生）	49.90	猪肉（后肘）	28.00
腊肉（生）	48.80	金华火腿	28.00
油炸土豆片	48.40	火腿	27.40
腊肠	48.30	鲮鱼（罐头）	26.90
南瓜子仁	48.10	松江肠	26.50
花生（炒）	48.00	鹅蛋黄	26.40
羊肉干	46.70	小泥肠	26.30
南瓜子（炒）[白瓜子]	46.10	盐水鸭（熟）	26.10
芝麻（黑）	46.10	福建式肉松	26.00
西瓜子仁	45.90	花生（鲜）	25.40
杏仁	45.40	蒜肠	25.40
榛子（干）	44.80	凤尾酥	25.30
西瓜子（炒）	44.80	油面筋	25.10
母麻鸭	44.80	夹心酥饼	24.70
猪头皮	44.60	核桃（薄脆）	24.60
炸素虾	44.40	猪肘棒（熟）	24.50
奶皮子	42.90	山羊肉（冻）	24.50
北京填鸭	41.30	羊肉（冻）	24.40
香肠	40.70	奶酪[干酪]	23.50
巧克力	40.10	风干肠	23.30
牛肉干	40.00	小红肠	23.20
VC饼干	39.70	猪小排	23.10
芝麻（白）	39.60	金钱酥	23.10
北京烤鸭	38.40	油饼	22.90
桃仁	37.60	猪肉（前肘）	22.90
广东香肠	37.30	大肉肠	22.90
猪肉（肥瘦）	37.00	蛋清肠	22.80
腰果	36.70	鹅油卷	22.70
咸肉	36.00	月饼	22.10
芝麻南糖	35.60	京式黄酥	21.80

续表

食物名称	脂肪含量/g	食物名称	脂肪含量/g
肉鸡（肥）	35.40	桃酥	21.80
猪肉（奶脯）［软五花，猪夹心］	35.30	烧鹅	21.50
维夫饼干	35.20	福来酥	21.40
肉豆蔻	35.20	猪大排	20.40
焦圈	34.90	大腊肠	20.10
鸭蛋黄	33.80	硬皮糕点	20.10
青卷	33.70	蚕豆（炸）［开花豆］	20.00

附录六
常见油脂脂肪酸含量

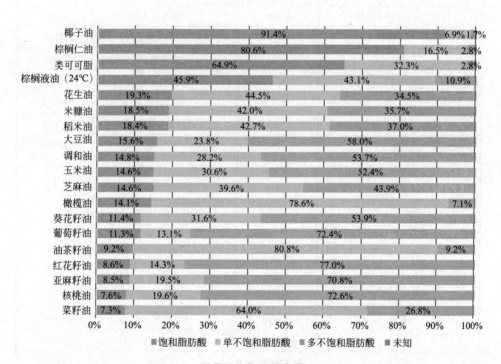

常见油脂脂肪酸含量

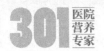
附录七

高钠食物

高钠食物　　　　　　　　　　　　　　　（以100g可食部计）

食物名称	钠含量/mg	食物名称	钠含量/mg
鱼奇油［鱼露，虾油］	9350	牛肉辣瓣酱	3037.5
腊羊肉	8991.6	桂林腐乳	3000
味精	13500	鲑鱼子酱［大麻哈鱼子酱］	2881
辣椒酱［辣椒糊］	8027.6	八宝菜	2843.2
腌芥菜头［水芥，水疙瘩］	7250.7	酱甘露［地蚕、甘露子］	2839
冬菜	7228.6	咸鸭蛋	2706.1
酱萝卜	6880.8	辣萝卜条	2650.9
桂花大头菜［佛手疙瘩］	6060.6	酱包瓜	2523.2
豆瓣酱	6012	腐乳（白）［酱豆腐］	2460
酱油	5757	花生酱	2340
郫县辣酱	5658.1	鲮鱼（罐头）	2310
洋姜（腌）	5443.3	香肠	2309.2
鲅鱼（咸）［咸马胶］	5350	豆瓣酱（辣油）	2201.5
腌韭菜花	5184	甜面酱	2097.2
虾皮	5057.7	腐乳（臭）［臭豆腐］	2012
酱苤蓝丝	4981.3	虾脑酱	1790
海参（干）	4968	盐水鸭（熟）	1557.5
虾米［海米，虾仁］	4891.9	香油辣酱	1491.9
酱莴笋	4665.1	广东香肠	1477.9
酱大头菜	4623.7	炸素虾	1440
丁香鱼（干）	4375	羊乳酪	1440
榨菜	4252.6	腊肠	1420
萝卜干	4203	福建式肉松	1419.9
酱黄瓜	3769.5	大肉肠	1370.4
黄酱［大酱］	3606.1	豆瓣辣酱	1268.7

食物名称	钠含量/mg	食物名称	钠含量/mg
腌雪里红	3304.2	火腿	1086.7
蒜蓉辣酱	3236.3	扒鸡	1000.7
麻椒酱	3222.5	蕨菜（腌）	990.6
腐乳（红）[酱豆腐]	3091	午餐肉	981.9
乳黄瓜[嫩黄瓜]	3087.1	酱鸭	981.3

附录八

高血压患者一周示范食谱

周一

早餐　脱脂牛奶：牛奶200mL
　　　紫米面馒头：面粉75g，黑米25g
　　　蒸蛋羹：鸡蛋50g
　　　凉拌木耳：木耳75g，香葱10g
加餐　樱桃：100g
午餐　葱爆海参：海参100g，胡萝卜10g，大葱15g
　　　蒜蓉菜心：菜心75g
　　　粗粮饭：大米35g，玉米渣15g
　　　小枣发糕：面粉50g，小枣10g
　　　海米冬瓜汤：冬瓜25g，海米5g
加餐　脱脂酸奶100g
晚餐　香菇蒸鸡：鸡胸肉100g，香菇25g
　　　瑶柱西葫芦：瑶柱25g，西葫芦100g
　　　煮玉米：玉米50g
　　　米饭：大米50g
　　　花蛤豆腐汤：花蛤蜊20g，豆腐20g，香菜5g
　　　全天用盐3g、油25g

周二

早餐　脱脂牛奶：牛奶200mL

小花卷：面粉50g

煮鸡蛋：鸡蛋50g

麻酱油麦菜：油麦菜50g，麻酱10g

叉烧肉：猪瘦肉100g

加餐　香瓜：100g

午餐　虾球烩芦笋：虾仁100g，芦笋50g

清炒佛手瓜：佛手瓜100g，香菜10g

米饭：大米50g

玉米饼：玉米面15g，面粉10g

汆丸子竹荪：猪瘦肉15g，竹荪10g，油菜10g

加餐　脱脂酸奶100g

晚餐　牛柳西芹白果：牛肉75g，西芹50g，白果15g

蒜蓉空心菜：空心菜100g

蒸南瓜：南瓜50g

米饭：大米50g

小米粥：小米10g，红枣10g

全天用盐3g、油25g

周三

早餐　脱脂牛奶：牛奶200mL

玉米饼：玉米面15g，面粉35g

蒸蛋羹：鸡蛋50g

五彩山药：山药50g，彩椒50g

风干鱼条：罗非鱼100g

加餐　草莓：100g

午餐　豉汁蒸扇贝：扇贝100g

清炒苋菜：苋菜100g

糙米饭：大米35g，糙米15g

馒头：面粉50g

肉丝榨菜汤：肉丝10g，榨菜5g

加餐　脱脂酸奶100g

晚餐　包子：瘦肉75g，白菜50g，面粉75g

炝炒生菜：生菜100g

苦瓜木耳：苦瓜50g，木耳50g

玉米渣粥：玉米渣10g

全天用盐3g、油25g

周四

早餐　脱脂牛奶200mL

小枣发糕：面粉60，小枣10g

煮鸡蛋：鸡蛋50g

椒油土豆丝：土豆35g，柿子椒15g

酱牛肉：牛瘦肉100g

加餐　菠萝：100g

午餐　清炖排骨海带：肋排40g，海带50g

香菇扁豆丁：香菇50g，扁豆75g

二米饭：大米35g，小米15g

小窝头：玉米面30g，面粉20g

西红柿蛋花汤：西红柿15g，鸡蛋10g

加餐　脱脂酸奶100g

晚餐　清汤墨鱼丸：墨鱼100g，菠菜25g

海米水萝卜丝：萝卜丝100g，海米25g

蒸芋头：芋头50g

米饭：大米50g

全天用盐3g、油25g

周五

早餐　脱脂牛奶：牛奶200mL

素菜包子：面粉75g，小白菜75g，香菇30g，豆干20g

蒸蛋羹：鸡蛋50g

炝拌莴笋丝：莴笋50g

牛蹄筋（熟）：30g

加餐　圣女果：100g

午餐　西红柿牛腩：西红柿50g，牛肉100g

清炒芦笋：芦笋100g

米饭：大米50g

紫米面发糕：紫米20g，面粉30g

小白菜粉丝汤：小白菜15g，粉丝5g

加餐　脱脂酸奶100g

晚餐　三鲜水饺：面粉50g，香菇20g，海虾35g，瘦肉35g

炝拌黄瓜金针菇：黄瓜25g，金针菇50g

荷兰豆木耳：荷兰豆75g，木耳25g

蒸山药：山药50g

银耳莲子羹：银耳3g，莲子2g

全天用盐3g、油25g

周六

早餐　脱脂牛奶：牛奶200mL

麦胚面包：75g

茶叶蛋：鸡蛋50g

豇豆木耳：豇豆50g，木耳25g

葱丝肚丝：牛肚100g，大葱25g

加餐　柠果：100g

午餐　酿柿椒：瘦肉末75g，柿子椒50g

清炒莴苣叶：莴苣叶100g

二米饭：大米35g，小米15g

金银卷：面粉35g，玉米面15g

盖菜花蛤豆腐汤：花蛤25g，豆腐10g，盖菜50g

加餐　脱脂酸奶100g

晚餐　蒜蓉开背虾：大虾100g，大蒜25g

西芹百合：西芹75g，百合25g

蒸南瓜：南瓜50g

米饭：大米50g

瓜片蛋花汤：黄瓜10g，鸡蛋15g

全天用盐3g、油25g

周日

早餐　脱脂牛奶：牛奶200mL

菜团子：玉米面25g，面粉50g，小白菜75g，香菇25g

煮鸡蛋：鸡蛋50g

炝拌藕片：藕片75g，胡萝卜25g

加餐　白兰瓜：100g

午餐　蒸蛋饺：鸡蛋25g，瘦肉75g

手撕包心菜：包心菜100g

米饭：大米50g

玉米面发糕：面粉35g，玉米面15g

木须汤：豆腐10g，黄花5g，木耳5g

加餐　脱脂酸奶100g

晚餐　小馄饨：面粉50g，瘦肉50g，大葱10g

时蔬菜卷：豆皮40g，胡萝卜30g，木耳20g，芹菜20g

草菇油菜：草菇30g，油菜70g

烤红薯：红薯50g

全天用盐3g、油25g

附录九
高脂血症患者一周示范食谱

周一

早餐　薏米粥：大米15g，薏米10g

煮鸡蛋：鸡蛋50g

全麦面包：50g

拌娃娃菜豆丝：娃娃菜100g，豆丝30g

加餐　火龙果：200g

午餐　玉米糁大米饭：玉米糁25g，大米75g

汆丸子竹荪：猪瘦肉75g，竹荪10g

拌莴笋叶：莴笋叶200g

晚餐　烧卖：面粉100g，牛瘦肉50g

烩鸡丝豆芽韭菜：鸡胸肉50g，豆芽50g，韭菜50g

蒜泥茄子：茄子100g，蒜10g

加餐　脱脂酸奶200g

全天用盐5g、油20g（可尽量选用橄榄油、亚麻籽油）

周二

早餐　南瓜粥：大米25g，南瓜20g

紫米发糕：面粉30g，紫米20g

拌洋葱彩椒：洋葱50g，彩椒50g

加餐　柑橘：200g

午餐　高粱米米饭：大米75g，高粱米25g

虾仁豌豆胡萝卜：海虾150g，豌豆50g，胡萝卜50g

清炒鸡毛菜：鸡毛菜100g

晚餐　米饭：大米100g

汆丸子鲜蘑：猪瘦肉50g，鲜蘑100g

扒菜心：菜心100g

加餐　脱脂酸奶200g

全天用盐5g、油20g（可尽量选用橄榄油、亚麻籽油）

周三

早餐　百合粥：大米25g，百合20g

煮鸡蛋：鸡蛋50g

金银卷：面粉30g，玉米面20g

老醋蜇头：蜇头50g，黄瓜50g，白菜50g

加餐　猕猴桃：200g

午餐　米饭：大米100g

香菇烩豆腐西红柿：香菇50g，豆腐100g，牛蹄筋50g，西红柿50g

拌生菜沙拉：生菜50g，彩椒50g，紫甘蓝50g

晚餐　鸡丝荞麦面：荞麦面25g，面粉75g，鸡丝30g

蒸豉汁扇贝：鲜扇贝150g

姜汁菠菜：菠菜200g，姜汁20g

加餐　脱脂酸奶200g

全天用盐5g、油20g（可尽量选用橄榄油、亚麻籽油）

周四

早餐　碎菜粥：大米25g，菠菜20g

椒盐卷：面粉50g

蒜香豇豆：豇豆100g，蒜10g

加餐　西瓜：200g

午餐　糙米米饭：大米75g，糙米25g

清蒸鳕鱼：鳕鱼150g

扒香菇油菜：油菜200g，香菇30g

晚餐　凉面：面粉100g

时蔬卷：豆腐皮100g，鸡肉75g，胡萝卜50g，莴笋50g，香葱25g

白灼芥蓝：芥蓝200g

加餐　脱脂酸奶200g

全天用盐5g、油20g（可尽量选用橄榄油、亚麻籽油）

周五

早餐　山药粥：大米25g，山药20g

馒头：面粉50g

煮鸡蛋：鸡蛋50g

拌海带丝香菜：海带丝50g，香菜3g

加餐　金橘：200g

午餐　大黄米米饭：大米50g，黄米50g

豆腐炖泥鳅：泥鳅150g，豆腐100g

热拌圆白菜：圆白菜200g

晚餐　清汤青菜荞麦面：荞麦25g，面粉75g，青菜20g

肉丝冬笋香菇：猪瘦肉75g，冬笋50g，香菇50g

醋熘西葫芦：西葫芦100g

加餐　脱脂酸奶200g

全天用盐5g、油20g（可尽量选用橄榄油、亚麻籽油）

周六

早餐　红豆粥：大米25g，红豆6g

拌香菜豆腐：豆腐50g，香菜10g

紫米馒头：紫米30g，富强粉20g

热拌木耳葱头：木耳2g，葱头50g

加餐　柚子：200g

午餐　玉米糁米饭：大米50g，玉米糁50g

肉丝尖椒：猪瘦肉75g，尖椒50g

素炒油麦菜：油麦菜200g

晚餐　米饭：大米100g

刺身三文鱼：三文鱼150g

清炒菜薹：菜薹200g

加餐　脱脂酸奶200g

全天用盐5g、油20g（可尽量选用橄榄油、亚麻籽油）

周日

早餐　皮蛋瘦肉粥：大米25g，皮蛋10g，瘦肉20g

豆包：面粉50g，红豆30g

拌苤蓝丝：苤蓝100g

加餐　樱桃：200g

午餐　二米饭：大米50g，小米50g

蛏子烩鸡蛋：蛏子100g，鸡蛋50g

素炒苋菜：苋菜200g

晚餐　冷面：冷面100g

西红柿炖牛腩：牛腩100g，西红柿100g

素炒空心菜：空心菜100g

加餐　脱脂酸奶200g

全天用盐5g、油20g（可尽量选用橄榄油、亚麻籽油）

附录十

冠心病患者一周示范食谱

周一

早餐　碎菜粥：大米25g，菠菜20g

椒盐卷：面粉50g

酱里脊：猪里脊肉30g

热拌芹菜叶百合：芹菜叶100g，百合10g

加餐　西瓜：200g

午餐　糙米米饭：大米75g，糙米25g

清蒸鳕鱼：鳕鱼150g

扒香菇油菜：油菜200g，香菇30g

晚餐　凉面：面粉75g

蒸酿豆腐：北豆腐100g，猪瘦肉50g

白灼芥蓝：芥蓝200g

加餐　脱脂牛奶：200g

全天用盐5g、油25g

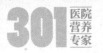

周二

早餐　南瓜粥：大米25g，南瓜20g

　　　紫米发糕：富强粉30g，紫米20g

　　　拌洋葱彩椒：洋葱50g，彩椒50g

加餐　柑橘：200g

午餐　高粱米米饭：大米75g，高粱米25g

　　　虾仁豌豆胡萝卜：海虾150g，豌豆25g，胡萝卜50g

　　　清炒鸡毛菜：鸡毛菜100g

晚餐　米饭：大米75g

　　　汆丸子鲜蘑：猪瘦肉50g，鲜蘑100g

　　　清炒菜心：菜心100g

加餐　脱脂牛奶200g

　　　全天用盐5g、油25g

周三

早餐　百合粥：大米25g，百合20g

　　　拌土豆丝：土豆30g

　　　金银卷：富强粉30g，玉米面20g

　　　老醋蜇头：蜇头50g，黄瓜100g

加餐　猕猴桃：200g

午餐　米饭：大米100g

　　　香菇烩豆腐：香菇50g，北豆腐100g

　　　拌生菜沙拉：生菜50g，彩椒50g，紫甘蓝50g

晚餐　鸡丝荞麦面：荞麦面50g，鸡胸肉20g

　　　蒸豉汁扇贝：鲜扇贝150g

　　　姜汁菠菜：菠菜200g，姜汁20g

加餐　脱脂牛奶200g

　　　全天用盐5g、油25g

周四

早餐　薏米粥：大米15g，薏米10g

煮鸡蛋：鸡蛋50g

全麦面包：50g

拌娃娃菜：娃娃菜100g

加餐　火龙果：200g

午餐　玉米糁大米饭：大米75g，玉米糁25g

豆腐炖泥鳅：泥鳅150g，豆腐100g

拌莴笋叶：莴笋叶200g

晚餐　烧卖：富强面粉75g，猪瘦肉50g

鸡丝豆芽韭菜：鸡胸脯肉50g，豆芽50g，韭菜50g

凉拌茄子：茄子100g

加餐　脱脂牛奶200g

全天用盐5g、油25g

周五

早餐　山药粥：大米25g，山药20g

玉米面发糕：玉米面30g，富强面粉20g

拌海带丝香菜：海带丝50g，香菜3g

加餐　金橘：200g

午餐　大黄米米饭：大米50g，黄米50g

豆腐炖泥鳅：泥鳅150g，北豆腐100g

热拌圆白菜：圆白菜200g

晚餐　清汤青菜荞麦面：荞麦50g，富强面粉25g，青菜20g

肉丝冬笋胡萝卜：猪瘦肉50g，冬笋50g，胡萝卜50g

拌金针菇：金针菇100g

加餐　脱脂牛奶200g

全天用盐5g、油25g

周六

早餐　红豆粥：大米25g，红豆6g

拌香菜豆腐：北豆腐50g，香菜10g

紫米馒头：紫米30g，富强粉20g

热拌双耳：木耳2g，银耳2g

加餐　柚子：200g

午餐　玉米糁米饭：大米50g，玉米糁50g

酿尖椒：猪瘦肉75g，尖椒50g

素炒油麦菜：油麦菜200g

晚餐　米饭：大米50g

刺身三文鱼：三文鱼150g

清炒菜薹：菜薹200g

加餐　脱脂牛奶200g

全天用盐5g、油25g

周日

早餐　皮蛋瘦肉粥：大米75g，皮蛋10g，瘦肉20g

红豆包：面粉50g，红豆30g

拌茎蓝丝：茎蓝100g

加餐　樱桃：200g

午餐　二米饭：大米50g，小米25g

蛏子烩鸡蛋：蛏子100g，鸡蛋50g

素炒苋菜：苋菜200g

晚餐　冷面：冷面75g

西红柿炖牛腩：牛肉100g，西红柿100g

素炒空心菜：空心菜100g

加餐　脱脂牛奶200g

全天用盐5g、油25g

参考文献

Alvaro A, Sola R, Rosales R, et al. Gene expression analysis of a human enterocyte cell line reveals downregulation of cholesterol biosynthesis in response to short-chain fatty acids. IUBMB Life, 2008, 60 (11) : 757-764.

Anderson J W, Johnstone B M, Cook-Newell M E. Meta-analysis of the effects of soy protein intake on serum lipids. N Engl J Med, 1995, 333 : 276-282.

Appel L J, Moore T J, Obarzanek E, et al. A clinical trial of the effects of dietary patterns on blood pressure: DASH Collaborative Research Group. N Engl J Med, 1997, 336 : 1117-1124.

Ascherio A, Rimm E B, Hernan M A, et al. Relation of consumption of vitamin E, vitamin C, and carotenoids to risk for stroke among men in the United States. Ann Intern Med, 1999, 130 : 963-970.

Augustin L S, Kendall C W, Jenkins D J, et al. Glycemic index, glycemic load and glycemic response: An International Scientific Consensus Summit from the International Carbohydrate Quality Consortium (ICQC) . Nutrion Metabolism Cardiovascular Disease, 2015, 25 (9) : 795-815.

Aziano J M, Manson J E, Branch L G, et al. A prospective study of consumption of carotenoids in fruits and vegetables and decreased cardiovascular mortality in the elderly. Ann Epidemiol, 1995, 5 : 255-260.

Bamia C, Trichopoulos D, Ferrari P, et al. Dietary patterns and

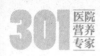
survival of older Europeans: the EPIC-Eldely study (European Prospective Investigation into Cancer and Nutrition) . Public Health Nutr, 2007, 10 : 590-598.

Bell E A, Castellanos V H, Pelman C L, et al. Energy density of foods affects energy intake in normal-weight women. Am J Clin Nutr, 1998, 67 : 412-420.

Bellenger-Germain S, Poisson J P, Narce M. Antihypertensive effects of a dietary unsaturated FA mixture in spontaneously hypertensive rats. Lipids, 2002, 37 (6) : 561-567.

Brufau G, Canela M A, Rafecas M. Phytosterols: physiologic and metabolic aspects related to cholesterol-lowering properties. Nutrition Research, 2008, 28 (4) : 217-225.

Bystrická J, Musilová J, Vollmannová A, et al. Bioactive components of onion (*Allium cepa* L.) -a review. Acta Alimentaria, 2013, 42 (1) : 11-22.

Cassidy A, Hooper L. Phytoestrogens and car-diovascular disease. J Br Menopause Soc, 2006, 12 : 49-56.

Chan M, Kelly J, Tapsell L.Dietary modeling of foods for advanaced CKD based on general healthy eating guidelines: what should be on the plate? Am J Kidney Dis, 2017, 69 (3) : 436-450.

Chiu S, Bergeron N, Williams P T, et al. Comparison of the DASH (Dietary Approaches to Stop Hypertension) diet and a higher-fat DASH diet on blood pressure and lipids and lipoproteins: a randomized controlled trial. Am J Clin Nutr, 2016, 103 (2) : 341-347.

Claessens M, van Baak M A, Monsheimer S, et al. The effect of a low-fat, high-protein or high-carbohydrate ad libitum diet on weight loss maintenance and metabolic risk factors. Int J Obes (Lond) , 2009, 33 (3) : 296.

Clarkson T B. Soy, soy phytoestrogens and cardiovascular disease

[J] . J Nutr, 2002, 132 : 566S-569S.

De Lorgeril M, Salen P, Martin J L, et al. Mediterranean diet, traditional risk factors, and the rate of cardiovascular complications after myocardial infarction: final report of the Lyon Diet Heart Study. Circulation, 1999, 99 : 779-785.

DeWeilde M C, Hogyes E, Kiliaan A J, et al. Dietary fatty acids alter blood pressure, behavior and brain membrane composition of hypertensive rats. Brain Res, 2003, 988 (1-2) : 9-19.

Demini S, Berry E M. Mediterranean diet: from a healthy diet to a sustainable dietary pattern. Front Nutr, 2015, 2 : 15.

Draft Report of the WHO/FAO Consultation on Diet, Nutrition and the Prevention of Chronic Disease. Geveva, 2002.

DSAH Eating Plan Lower Your Blood Pressure. U.S. DEPARTMENT OF HEALTH AND HUMAN SERVICES National Institutes of Health National Heart, Lung, and Blood Institute.

Du H, Li L, Bennett D, et al. Fresh Fruit Consumption and Major Cardiovascular Disease in China. N Engl J Med, 2016, 374 (14) : 1332-1343.

Erkkila A T, Herrington D M, Mozaffarian D, et al. Cereal fiber and whole-grain intake are associated with reduced progression of coronary-artery atherosclerosis in postmenopausal women with coronary artery disease. Am Heart J, 2005, 150 (1) : 94-101.

Esposito K, Marfella R, Ciotola M, et al. Effect of a Mediterranean-style diet on endothelial dysfunction and markers of vascularin flammation in the metabolic syndrome. JAMA, 2004, 292 : 1440-1446.

Estruch R, Martínez-González M A, Corella D, et al. Effects of a Mediterranean-style diet on cardiovascular risk factors. a randomized trial. Ann Intern Med, 2006, 145 : 1-11.

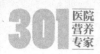

Estruch R, Ros E, Salas-Salvadó J, et al. Primary prevention of cardiovascular disease with a Mediterranean diet. N Engl J Med, 2013, 368 : 1279-1290.

EwaschukJ B, Zello G A, Naylor J M, et al. Metabolic acidosis: Separation methods and biological relevance of organic acids and lactic acid enantiomers. J Chromatogr B Analyt Technol Biomed Life Sci, 2002, 781（1-2）: 39-56.

Gemen R, de Vries J F, Slavin J L. Relationship between molecular structure of cereal dietary fiber and health effects: Focus on glucose/insulin response and gut health. Nutr Rev,2011, 69（1）: 22-33.

Gillman M W, Cupples L A, Gagnon D, et al. Protective effect of fruits and vegetables on development of stroke in men. JAMA, 1995, 273 : 1113-1117.

GISSI-Prevenzione Investigators. Dietary supplementation with n-3 polyunsaturated fatty acids and vitamin E after myocardial infarction: results of the GISSI-Prevenzione trial. Lancet, 1999, 354 : 447-455.

Goldstein M R. Effects of Dietary Phytosterols on Cholesterol Metabolism and Atherosclerosis. American Journal of Medicine, 2000, 109（1）: 72 -73.

Gorinstein S, Caspi A, Libman I, et al. Preventive effects of diets supplemented with sweetie fruits in hypercholesterolemic patients suffering from coronary artery disease. Prev Med, 2004, 38 : 841-847.

Guallar E, Aro A, Jimenez F J, et al. Omega-3 fatty acids in adipose tissue and risk of myocardial infarction: the EURAMIC Study. Arterioscler Thromb Vasc Biol, 1999, 19 : 1111-1118.

Ha V, Viguiliouk E, Kendall C W C, et al. Effect of a low glycemic index diet versus a high-cereal fibre diet on markers of subclinical cardiac injury in healthy individuals with type 2 diabetes mellitus: An exploratory analysis of a randomized dietary trial. Clinical Biochemistry, 2017, 50 (18) : 1104-1109.

Ha V, Sievenpiper J L, de Souza R J, et al. Effect of dietary pulse intake on established therapeutic lipid targets for cardiovascular risk reduction: a systematic review and meta-analysis of randomized controlled trials. CMAJ, 2014, 186 (8): 131727.

Han S, Jiao J, Zhang W, et al. Dietary fiber prevents obesity-related liver lipotoxicity by modulating sterol-regulatory element binding protein pathway in c57bl/6j mice fed a high-fat/cholesterol diet. Sci Rep, 2015, 5 : 15256.

Han S, Crowther C A, Middleton P. Different types of dietary advice for women with gestational diabetes mellitus. Cochr Datab Syst Rev, 2013, 3 (3) : 443-458.

Hara H, Haga S, Kasai T, et al. Fermentation products of sugar-beet fiber by cecal bacteria lower plasma cholesterol concentration in rats. J Nutr, 1998, 128 (4) : 688-693.

Ho V W, Hamilton M J, Dang NH, et al. A low carbohydrate, high protein diet combined with celecoxib markedly reduces metastasi. Carcino-genesis, 2014, 35 (10) : 2291-2299.

Houston M C. Nutraceuticals, vitamins, antioxidants, and minerals in the prevention and treatment of hypertension. Prog Cardiovasc Dis, 2005, 47 (6) : 396-449.

Hu F B, Stampfer M J, Manson J E, et al. Dietary intake of a-linolenic acid and risk of fatal ischemic heart disease among women. Am J Clin Nutr, 1999, 69 : 890-897.

Hu T, Bazzano LA. The low-carbohydrate diet and cardiovascular risk factors:evidence from epidemiologic studies. Nutr Metab Cardiovasc Dis, 2014, 24 (4) : 337-343.

Hung H C, Joshipura K J, Jiang R, et al. Fruit and vegetable intake and risk of major chronic disease. J Natl Cancer Inst, 2004, 96 : 1577-1584.

Ishihara K, Matsumoto K, Uohashi R, et al. Effects of soybean peptide on suppression of body fat accumulation during endurance swimming in mice.Report of the Soy Protein Research Committee Japan, 1996, 17 : 9497.

Itsiopoulos C, Brazionis L, Kaimakamis M, et al. Can the Mediterranean diet lower HbA1c in type 2 diabetes? Results from a randomized cross-over study. NutrMetab Cardiovasc Dis, 2011, 21 : 740-747.

Jenkins D J, Wong J M, Kendall C W, et al. Effect of a 6-month vegan low-carbohydrate ('Eco-Atkins') diet on cardio-vascular risk factors and body weight in hyperlipidaemic adults: a randomised controlled trial. BMJ Open, 2014, 4 (2) : e3505.

Johansson A, Hoffmann I. The Effect of Processing on the Content and Composition of Free Sterols and Sterol Esters in Soybean Oil. Journal of the American Oil Chemists' Society, 1979, 56 (10) : 886-889.

Joshipura K J, Ascherio A, Manson J E, et al. Fruit and vegetable intake in relation to risk of ischemic stroke. JAMA, 1999, 282 : 1233-1239.

KamyarKalantar-Zadeh, M.D., M.P.H., Ph.D., and Denis Fouque, M.D., Ph.D. Nutritional management of chronic kidney disease [J] .The New England Journal of medicine, 2017, 377 : 1765-1776.

Key T J A, Thorogood M, Appleby P N, et al. Dietary habits and mortality in 11,000 vegetarians and health conscious people: results of a 17 year follow up. BMJ, 1996, 313 : 775-779.

Knekt P, Reunanen A, Javinen R, et al. Antioxidant vitamin intake and coronary mortality in a longitudinal population study. Am J Epidemiol, 1994, 139 : 1180-1189.

Krauss R M, Eckel R H, Howard B, et al. AHA dietary guidelines: revision 2000. Circulation, 2000, 102 : 2284-2289.

Law M R, Morris J K. By how much does fruit and vegetable consumption reduce the risk of ischaemic heart disease? Eur J Clin Nutr, 1998, 52 : 549-556.

Lichtenstein A H, Schwab U S. Relationship of dietary fat to glucose metabolism. Atherosclerosis, 2000, 150 (2) : 227-243.

Ling W H, Jones P J H. Dietary Phytosterols: A Review of Metabolism, Benefits and Side Effects. Life Sciences, 1995, 57 (3) : 195-206.

Liu L, Wang S, Liu J. Fiber consumption and all-cause, cardiovascular, and cancer mortalities: A systematic review and meta-analysis of cohort studies. Mol Nutr Food Res, 2015, 59 (1) : 139-146.

Macfarlane S, Macfarlane G T. Regulation of short-chain fatty acid production. Proc Nutr Soc, 2003, 62 (1) : 67-72.

Mc Rae M P. Dietary fiber is beneficial for the prevention of cardiovascular disease: An umbrella review of meta-analyses. J Chiropr Med, 2017, 16 (4) : 289-299.

McCrory M A, Fuss P J, McCallum J E, et al. Dietary variety within food groups: association with energy intake and body fatness in men and women. Am J Clin Nutr, 1999, 69 : 440-447.

Mirmiran P, Asghari G, Farhadnejad H, et al. Low carbohydrate diet is associated with reduced risk of metabolic syndrome in Tehranian adults. International journal of food sciences and nutrition, 2017, 68 (3) : 358-365.

Mori T A, Watts G F, Burke V, et al. Differential effects of eicosapentaenoic acid and docosahexaenoic acid on vascular reactivity of theforearm microcirculation in hyperlipidemic, overweight men. Circulation, 2000, 102(11) : 1264-1269.

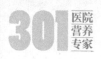

Mozaffarian D, Kumanyika S K, Lemaitre R N, et al. Cereal, fruit, and vegetable fiber intake and the risk of cardiovascular disease in elderly individuals. JAMA, 2003, 289（13）: 1659-1666.

Mussner M J, Parhofer K G, Von Bergmann K, et al. Effects of phytosterol ester-enriched margarine on plasma lipoproteins in mild to moderate hypercholesterolemia are related to basal cholesterol and fat intake. Metabolism, 2002, 51（2）: 189-194.

Nagaoka S, Awano R, Nagata N, et al. Serum cholesterol reduction and cholesterol absorption inhibition in Caco2cells by a soy protein peptic hydrolyzate.Bioscience Biotechnology and Biochemistry, 1997, 61（2）: 354356.

Najafi-Shoushtari SH, Kristo F, Li Y, et al. MicroRNA-33 and the SREBP host genes cooperate to control cholesterolhomeostasis. Science, 2010, 18, 328（59'85）: 1566-1569.

Ness A R, Powles J W. Fruit and vegetables and cardiovascular disease: a review. Int J Epidemiol, 1997, 26: 1-13.

Nestle M. Mediterranean diets: historical and research overview. Am J Clin Nutr, 1995, 61: 1313S-1320S.

Pérez-López F R, Chedraui P, Haya J, et al. Effects of the Mediterranean diet on longevity and age-related morbid conditions. Maturitas, 2009, 64: 67-79.

Psaltopoulou T, Naska A, Ofanos P, et al. Olive oil, the Mediterranean diet, and arterial blood pressure: the Greek European Prospective Investigation into Cancer and Nutrition（EPIC）study. Am J Clin Nutr, 2004, 80: 1012-1018.

Qullez J, GarcIa-Lorda P, Salas-Salvadó J. Potential uses and benefits of phytosterols in diet: present situation and future directions. Clinical Nutrition, 2003, 22（4）: 343-351.

Raninen K, Lappi J, Mykkanen H, et al. Dietary fiber typ reflects physiological functionality: Comparison of grain fiber, inulin, and polydextrose. Nutr Rev, 2011, 69（1）: 9-21.

Rayner K J , Esau C C , Hussain F N, et al. Inhibition of miR-33a/b in non human primates raises plasma HDL and lowers VLDL triglycerides. Nature, 2011, 478（7369）: 404-407.

Rayner K J , Sheedy F J, Esau C C, et al. Antagonism of miR-33 in mice promotes reverse cholesterol transport andregressionofatherosc-lerosis. J Clin Invest, 2011, 121（7）: 2921-2931.

Rimm E B, Ascherio A, Giovannucci E, et al. Vegetable, fruit, and cereal fiber intake and risk of coronary heart disease among men. JAMA, 1996, 275 : 447-451.

Rolls B J, Bell E A, Castellanos V H, et al. Energy density but not fat content of foods affected energy intake in lean and obese women. Am J Clin Nutr, 1999, 69 : 863-871.

Rolls B J, Bell E A, Thorwart M L. Water incorporated into a food but not served with a food decreases energy intake in lean women. Am J Clin Nutr, 1999, 70 : 448-455.

Rossouw JE. The diet-heart hypothesis, obesity and diabetes. South African J Clin Nutrit, 2015, 28（1）: 38-43.

Sacks F M, Obarzanek E, Windhauser M M, et al. Rationale and design of the Dietary Approaches to Stop Hypertension trial （DASH）.A multicenter controlled-feeding study of dietary patterns to lower blood pressure. Ann Epidemiol, 1995, 5（2）: 108-118.

Salas-Salvadó J, Bullo M, Babio N, et al. Reduction in the incidence of type 2 diabetes with the Mediterranean diet. Diabetes Care, 2011, 34 : 14-19.

Sharma S, Sankhyan N, Gulati S, et al. Use of the modified Atkins diet for treatment of refractory childhood epilepsy:a randomized controlled trial. Epilepsia, 2013, 54（3）: 481-486.

Singh R B, Niaz M A, Sharma J P, et al. Randomized, double-

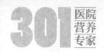
blind, placebo-controlled trial of fish oil and mustard oil in patients with suspected acute myocardial infarction: the Indian experiment of infarct survival-4. Cardiovasc Drugs Ther, 1997, 11 : 485-491.

Threapleton D E, Greenwood D C, Evans C E, et al. Dietary fibre intake and risk of cardiovascular disease: Systematic review and meta-analysis. BMJ, 2013, 347 : f6879.

Toledo E, Hu F B, Estruch R, et al. Effect of the Mediterranean diet on blood pressure in the PREDIMED trial: results from a randomized controlled trial. BMC Med, 2013, 11 : 207.

Torres C F, Torrelo G, Señorans F J, et al. A two steps enzymatic procedure to obtain sterol esters, tocopherols and fatty acid ethyl esters from soybean oil deodorizer distillate. Process Biochemistry, 2007, 42 (9) : 1335-1341.

Trichopoulou A, Costacou T, Bamia C, et al. Adherence to a Mediterranean diet and survival in a Greek population. N Engl J Med, 2003, 348 : 2599-2608.

Trichopoulou A, Kouris-Blazos A, Wahlqvist M L, et al. Diet and overall survival in elderly people. BMJ, 1995, 311 : 1457-1460.

Ukropec J, Reseland J E, Gasperikova D, et al. The hypotriglyceridemic effect of dietary n-3 FA is associated with increased beta-oxidation and reduced leptin expression. Lipids, 2003 (38) : 1023.

Urpi-Sarda M, Casas R, Chiva-Blanch G, et al. The Mediterranean diet pattern and its main components are associated with lower plasma concentrations of tumor necrosis factor receptor 60 in patients at high risk for cardiovascular disease. J Nutr, 2012, 142 : 1019-1025.

Urpi-Sarda M, Casas R, Chiva-Blanch G, et al. Virgin olive oil and nuts as key foods of the Mediterranean diet effects on in flammatory biomarkers related to atherosclerosis. Pharmacol Res,

2012, 65：577-583.

Vessby B, Uusitupa M, Hermansen K, et al. Substituting dietary saturated for monounsaturated fat impairs insulin sensitivity in healthy men and women: the KANWU study. Diabetologia, 2001, 44（3）: 312-319.

Via M A, Mechanick J I. Nutrition in type 2 diabetes and the metabolic syndrome. Medical Clinics, 2016, 100（6）: 1285-1302.

Von Schacky C, Angerer P, Kothny W, et al. The effect of dietary omega-3 fatty acids on coronary atherosclerosis: a randomized, doubleblind, placebo-controlled trial. Ann Intern Med, 1999, 130: 554-562.

Wang L, Wang H Z, Ou R, et al. Recent advances in genetic improvement of soybean seed main storage proteins. Chinese Journal of Oil Crop Sciences, 2018, 40（4）: 608-612.

Wei Z H, Wang H, Chen X Y, et al. Time-and dose-dependent effect of psyllium on serum lipids in mild-to-moderate hypercholesterolemia: A meta-analysis of controlled clinical trials. Eur J Clin Nutr, 2009, 63（7）: 821-827.

WHO. Global action plan for the prevention and control of NCDs 2013-2020. Geneva: World Health Organizations, 2013.

Wolfs M, De Jong N, Ocké M C, et al. Effectiveness of customary use of phytosterol/-stanol enriched margarines on blood cholesterol lowering. Food and Chemical Toxicology, 2006, 44（10）: 1682-1688.

Wu H, Dwyer K M, Fan Z, et al. Dietary fiber andprogression of atherosclerosis: The losangeles atherosclerosis study. Am J Clin Nutr, 2003, 78（6）: 1085-1091.

Wylie-Rosett J, Aebersold K, Conlon B, et al. Health effects of low-carbo-hydrate diets:where should new research go? Curr Diab Rep, 2013, 13（2）: 271-278.

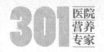
Yang H, Yan F, Wu D, et al. Recovery of phytosterols from waste residue of soybean oil deodorizer distillate. Bioresour Technology, 2010, 101（5）: 1471-1476.

Yeh M Y, Ko W C, Lin L Y. Hypolipidemic and antioxidant activity of enoki mushrooms（*Flammulina velutipes*）. BioMed Research International, 2014, 2014: 352385.

Zhan J, Liu Y, Cai L, et al. Fruit and vegetable consumption and risk of cardiovascular disease: A meta-analysis of prospective cohort studies. Crit Rev Food Sci Nutr, 2017, 57（8）: 1650-1663.

蔡东联. 实用营养师手册. 上海：第二军医大学出版社，1998.

蔡双莲，李敏. 多不饱和脂肪酸的研究进展. 生命科学研究，2003，7（4）: 289-304.

蔡威. 临床营养学. 上海：复旦大学出版社，2012.

常翠青，赵文华，贾梅. 心血管疾病营养处方专家共识. 中华内科杂志，2014，53（02）: 151-158.

常银子，仲山民，曹玉成，等. 百合膳食纤维对大鼠调节血脂和减肥功能的影响. 食品科技，2007（9）: 245-247.

陈灏珠，钟南山，陆再英. 内科学. 9版. 北京：人民卫生出版社，2018.

陈银基，鞠兴荣，周光宏. 饱和脂肪酸分类与生理功能. 中国油脂，2008，33（3）: 35-39.

陈兆. 食物的颜色与营养. 新农村，2001（2）: 26.

邓娟，曾碧强，陈裕明，等. 蔬菜、水果及大豆食物对高血脂患者血脂的影响. 营养学报，2009，31（5）: 449.

董文彦，张东平，伍立居，等. 三种膳食纤维降血脂、通便与减肥作用的比较研究. 中国粮油学报，2000，15（1）: 40-44.

段娜娜，陈复生，刘伯业，等. 大豆多肽的功能特性及其在食品中的应用. 农业机械，2011（1）: 133-136.

葛均波，徐永建，王辰. 内科学. 9版. 北京：人民卫生出版社，2018.

顾景范，孙长颢，焦广宇，等. 临床营养学. 3版. 北京：人民卫生出版社，2014.

郭合浦. 中国花生和美国腰果. 祝您健康，2014（1）：51.

韩克，张正茂，邢沁浍，等. 不同品种马铃薯膳食纤维化学组成及理化性质分析. 食品科学，2017，38（17）：158-163.

何宇纳，赵丽云，于冬梅，等. 2010-2012年中国成年居民蔬菜和水果摄入状况. 中华预防医学杂志，2016，50（3）：221-224.

焦广宇，蒋卓勤. 中国临床营养学. 3版. 北京：人民卫生出版社，2015.

李海龙，时小东，张蕊. 高蛋白质营养代餐控制超重或肥胖合并高脂血症成年人体重效果随机对照双盲研究. 中国实用内科杂志，2017，37（5）：448-451.

李清亚，张松. 营养师手册. 北京：人民军医出版社，2009.

刘新旗，涂丛慧，张连慧，等. 大豆蛋白的营养保健功能研究现状. 北京工商大学学报（自然科学版），2012，30（12）：16.

刘洋，陈明骏，宋翔. 叶黄素对颈动脉粥样硬化斑块炎性反应程度的影响. 食品科学，2018，39（9）：170-175.

刘英华，孙建琴. 社区营养与健康. 北京：人民卫生出版社，2018.

刘英华，张永. 临床营养培训手册. 北京：化学工业出版社，2016.

阮征，吴谋成，胡筱波，等. 多不饱和脂肪酸的研究进展. 中国油脂，2003（2）：55-59.

水黎明，陈坤，王建跃，等. 营养素摄入量与高脂血症的关系. 中国预防医学杂志，2006，40（2）：98-101.

孙长颢. 营养与食品卫生学. 8版. 北京：人民卫生出版社，2017.

王萍，张银波，江木兰. 多不饱和脂肪酸的研究进展. 中国油脂，2008（12）：42-46.

魏庆达. 心脑血管疾病的预防与保健初步认识以及研究. 中国保健营养，2017，27（27）：355-356.

杨炯贤，陈伟，王静. 高蛋白饮食对肥胖和超重成年人三酰甘油和尿酸的影响：随机对照单盲研究. 中华健康管理学杂志，2015，9（6）：431-

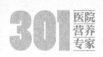
435.

杨月欣，葛可佑. 中国营养科学全书. 2版. 北京：人民卫生出版社，2019.

杨月欣. 中国居民营养与健康现状——慢性病现况. 营养健康新观察，2005（1）：60.

杨月欣. 中国食物成分表. 6版. 北京大学医学出版社，2018.

殷召雪，赵文华. 膳食模式是营养与健康的关键. 中华健康管理学杂志，2017，11（1）：3-6.

于康. 吃的误区. 北京：科学技术文献出版社，2018.

于康. 临床营养治疗学. 北京：中国协和医科大学出版社，2008.

于康. 实用临床营养手册. 北京：科学出版社，2010.

曾颖. 蔬果的食补功效. 农家顾问. 2016（5）：60-61.

张爱珍. 临床营养学. 2版. 北京：人民卫生出版社，2011.

张伟敏，钟耕，王炜. 单不饱和脂肪酸营养及其生理功能研究概况. 中国油脂，2005（3）：13-15.

张永，薛长勇. DASH 联合低钠膳食能更有效地降低血压. 中国食物与营养，2005，11（5）：47-49.

赵喜才，任艳丽. 浅谈饮食习惯对心脑血管疾病的影响. 中国保健营养，2017，27（20）：289.

赵玉沛. 北京协和医院医疗诊疗常规. 2版. 北京：人民卫生出版社，2012.

郑东旖，齐可民. 多不饱和脂肪酸与肥胖. 中国妇幼保健，2009，24（28）：40-43.

中国营养学会. 中国居民膳食指南（2022）. 北京：人民卫生出版社，2022.